Dr. med. Bernd Aulinger
Kinder- und Jugendarzt
Regensburger Str. 40, Tel. 0 94 71 / 61 00
93133 Burglengenfeld
68/23 009

(Tipps und Tricks)
**Reihenherausgeber:
Hansjürgen Piechota, Michael Waldner, Stephan Roth**

Thomas Hoek, Cornelius Rosenfeld,
Günter H. Willital

Tipps und Tricks für den Pädiater

Problemlösungen von A bis Z

Mit 65 Abbildungen und 13 Tabellen

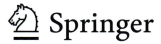

Dr. med. Thomas Hoek
Schenefelder Landstr. 187
22589 Hamburg

Prof. Dr. med. Günter H. Willital
Albert-Schweitzer-Str. 33
48149 Münster

Dr. med. Cornelius Rosenfeld
Rheiner Str. 59
48282 Emsdetten

ISBN 3-540-22278-2 Springer Berlin Heidelberg New York

Bibliographische Information Der Deutschen Bibliothek
Die Deutsche Bibliothek verzeichnet diese Publikation in der Deutschen Nationalbibliografie; detaillierte bibliografische Daten sind im Internet über <http://dnb.ddb.de> abrufbar

Dieses Werk ist urheberrechtlich geschützt. Die dadurch begründeten Rechte, insbesondere die der Übersetzung, des Nachdrucks, des Vortrags, der Entnahme von Abbildungen und Tabellen, der Funksendung, der Mikroverfilmung oder der Vervielfältigung auf anderen Wegen und der Speicherung in Datenverarbeitungsanlagen, bleiben, auch bei nur auszugsweiser Verwertung, vorbehalten. Eine Vervielfältigung dieses Werkes oder von Teilen dieses Werkes ist auch im Einzelfall nur in den Grenzen der gesetzlichen Bestimmungen des Urheberechtsgesetzes der Bundesrepublik Deutschland vom 9. September 1965 in der jeweils geltenden Fassung zulässig. Sie ist grundsätzlich vergütungspflichtig. Zuwiderhandlungen unterliegen den Strafbestimmungen des Urheberrechtsgesetzes.

Springer Medizin Verlag
ein Unternehmen von Springer Science+Business Media

springer.de

© Springer Medizin Verlag Heidelberg 2006

Printed in Germany

Die Wiedergabe von Gebrauchsnamen, Warenbezeichnungen usw. in diesem Werk berechtigt auch ohne besondere Kennzeichnung nicht zu der Annahme, dass solche Namen im Sinne der Warenzeichen- und Markenschutzgesetzgebung als frei zu betrachten wären und daher von jedermann benutzt werden dürften.

Produkthaftung: Für Angaben über Dosierungsanweisungen und Applikationsformen kann vom Verlag keine Gewähr übernommen werden. Derartige Angaben müssen vom jeweiligen Anwender im Einzelfall anhand anderer Literaturstellen auf ihre Richtigkeit überprüft werden.

Planung: Dr. Rolf Lange, Heidelberg
Redaktion: Dr. Sylvia Blago, Heidelberg
Herstellung: Frank Krabbes, Heidelberg
Umschlaggestaltung: deblik, Berlin
Satz: Andrea Arens, Leipzig

SPIN: 10864480   19/2109fk- 5 4 3 2 1 0 - Gedruckt auf säurefreiem Papier

Hinweise zur Benutzung

Was soll das Buch leisten?

Das Buch soll spezielle, praxisrelevante Problemlösungen „Tipps & Tricks" vermitteln, die oft unbekannt oder in Vergessenheit geraten sind. Diese sollen die bekannten diagnostischen und therapeutischen Standards ergänzen und Alternativen aufzeigen. Viele „Tipps & Tricks" wurden in anerkannten nationalen und internationalen Fachzeitschriften publiziert und damit auf ihren Wert und ihre Praxistauglichkeit geprüft.

Die Vermittlung und Anwendbarkeit dieses Spezialwissens wird durch eine klare thematische, inhaltliche und graphische Gliederung erleichtert. Knapp gefasste Texte sowie zahlreiche Illustrationen fördern das Verständnis. Die alphabetische Aufführung der „Tipps & Tricks" nach Stichworttiteln, ein detaillierter Index und Querverweise helfen beim Auffinden der gewünschten Information. Ausführliche Quellenangaben ermöglichen Interessierten das Nachlesen in den relevanten Originalarbeiten.

Das Buch soll Berufsanfängern und Assistenzärzten eine Ergänzung zu dem vom jeweiligen Ausbilder vermittelten Standardwissen sein und so die fachärztliche Ausbildung unterstützen. Es soll ferner der Weiterbildung von berufserfahrenen Kollegen und Fachärzten dienen, die keine ausreichende Möglichkeiten haben, das Spektrum ihrer diagnostischen und therapeutischen Kenntnisse durch entsprechendes Literaturstudium, durch Fortbildungen oder Hospitationen zu erweitern. Es soll außerdem in Klinik und Praxis als schnelle Nachschlagemöglichkeit zu erprobten und alltagsrelevanten Problemlösungen beitragen.

Was soll das Buch nicht leisten?

Das Buch soll weder ein differenzialdiagnostisches Lehrbuch sein, noch will es in Konkurrenz zu anderen Standardwerken treten.

Was kann das Buch nicht leisten?

Das Buch beinhaltet die nach subjektiven Kriterien der Autoren zusammengestellten und überarbeiteten „Tipps & Tricks" für Pädiater. Damit umfasst es das gesamte weite Spektrum aller diagnostischen und therapeutischen Möglichkeiten, die unser Fach so vielseitig, interessant und unverzichtbar machen. Dennoch kann und will diese Sammlung keinen Anspruch auf Vollständigkeit erheben. Niemand weiß, wie viel wichtige und möglicherweise noch viel hilfreichere „Tipps & Tricks" im Erfahrungsschatz und in den Köpfen unserer in Klinik und Praxis tätigen Kollegen schlummern! Deswegen ist es den Autoren ein besonderes Anliegen, die praxiserfahrenen Leser dieses Buches auf diesem Wege aufzufordern:

Bitte, teilen Sie sich mit!

Gestalten sie eine nächste Ausgabe dieses Buches mit, indem sie es durch Ihre persönlichen Erfahrungen und Fertigkeiten bereichern. Nutzen Sie dieses Podium und bewahren Sie Kollegen und vor allem Patienten vor frustrierenden Behandlungsversuchen und selbsterfahrener Verzweiflung, indem Sie uns Ihre eigenen „Tipps & Tricks" mitteilen! Wir würden uns sehr freuen, wenn Sie diesem Aufruf folgen könnten.

Korrespondenzadresse:

Dr. med. Thomas Hoek
Schenefelder Landstr. 187
22589 Hamburg
E-Mail: thomas@hoek-hh.de

Reihenherausgeber

Priv.-Doz. Dr. med. Hansjürgen Piechota
Klinik und Poliklinik für Urologie
Westfälische Wilhelms-Universität Münster
Albert-Schweitzer-Str. 33
48129 Münster

Prof. Dr. med. Stephan Roth
Klinik für Urologie und Kinderurologie
Klinikum Wuppertal GmbH
Heusnerstr. 40
42283 Wuppertal

Dr. med. Michael Waldner
Klinik für Urologie Und Kinderurologie
Klinikum Wuppertal GmbH
Heusnerstr. 40
42283 Wuppertal

Inhaltsverzeichnis

Tipps und Tricks von A bis Z 1

Bildnachweis 275

Stichwortverzeichnis 279

Achromasie

T. Hoek

Ziel
Sichere Unterscheidung, ob wirklich eine Farbsinnschwäche vorliegt oder lediglich der Test selbst dem Kind Schwierigkeiten bereitet.

Problem
Bei den Vorsorgeuntersuchungen sollte auch geprüft werden, ob eine Farbdiskriminierungsstörung vorliegt. Hierbei kommt es manchmal vor, dass ein Kind Probleme hat, die Figuren auf den vorgelegten Farbtafeln zu identifizieren. Es lässt sich nicht klären, ob es die Farben oder die Figuren sind, die dem Kind Probleme bereiten.

Lösung und Alternativen

Lassen Sie das Kind gleichfarbige Klötze, Bälle, Kugeln oder Legosteine sortieren! Es soll die roten, gelben, grünen und blauen Klötze, Bälle, Kugeln oder Legosteine jeweils auf einen Haufen legen. Wenn es das kann, liegt keine Achromasie vor.

Analatresie, Teilinkontinenz nach Operation

G.H. Willital

Ziel

Besserung der Kontinenzleistung durch konservative Behandlungsmethoden.

Problem

Der Therapieerfolg ist umso effizienter, auch prospektiv gesehen, je genauer der jeweilige Kontinenzgrad vor Behandlungsbeginn festgelegt ist.
▶ *Abb. 1* gibt eine Übersicht über die Einteilung und über die hierfür notwendigen Diagnosemethoden. Dieses Verfahren ist für die Praxis leicht anwendbar, durch Spezialuntersuchungen weiter zu differenzieren und eignet sich auch für die spätere Kontrolle des Erfolgs der konservativen Therapie.

Lösung und Alternativen

Ursache der Kontinenzstörung nach operativer Korrektur von Analatresien sind angeborene Muskelhypoplasien, manchmal auch iatrogene Schließmuskelschäden. Die konservativen Behandlungsmaßnahmen sind:
1. Aktives Schließmuskeltraining (▶ *Abb. 2*): Dieses Training erfolgt 3 × täglich in Seitenlage der Kinder mit einer aktiven Kontraktion der Becken- und Enddarmschließmuskulatur am zweckmäßigsten, nachdem ein elastischer Trainingstampon in den Darm eingeführt wurde und durch aktive Schließmuskelarbeit zusammengedrückt wird. Die Kompression eines solchen Trainingstampons ist nachweislich am effektivsten im Gegensatz zum Schließmuskeltraining ohne Kompression eines elastischen atraumatischen Tampons. Das Schließmuskeltraining umfasst jeweils drei Phasen zu je 10 Kontraktionen über eine Dauer von 3 – 5 s und einer Pause von ca. 20 s. Zwischen den Phasen soll ein Erholungszeitintervall von ca. 3 – 5 min eingehalten werden, bevor die

Analatresie, Teilinkontinenz nach Operation

Abb. 1

Art der Untersuchung			k_1 kontinent	tk_2 teilkontinent	tk_3 teilinkontinent	ik_4 inkontinent
① Klinischer Befund	Stuhlkontrolle über	flüssig	+	+	−	−
		fest	+	+	+	−
		Luft	+	−	−	−
② Manometrie	Ruhedruck		20-25	15-20	8-15	0-8
	Willkürkontraktion		130-140	60-130	30-60	0-30
	Sphinkterrelaxationsreflex		13-10	10-5	5-3	0-3
	Anorektales Druckprofil		60-80	30-60	15-30	0-15
③ Funktionsendoskopie Beckenbodenmuskulatur			Kompletter Verschluss	Kompletter Verschluss, mit Luft aufdehnbar	Inkompletter Verschluss	Offenstehender Analkanal
④ Endoanaler Ultraschall			Perirektale Muskulatur komplett	Perirektale Muskulatur hypoplastisch	Partielle Aplasie perirektaler Muskulatur, Narben	Totale / subtotale perirektale Muskelaplasie

Überblick auf die Kontinenzeinteilung in die Kontinenzgrade k1, tk2, tk3, ik4, beurteilt nach dem klinischen Befund, dem Manometriebefund, der Funktionsendoskopie der Beckenbodenmuskulatur und dem endoanalen Ultraschallbefund. Diese kinderproktologischen Untersuchungen stellen die Basis der Ermittlung der kindlichen Kontinenzlage dar und ermöglichen eine entsprechende Behandlung, entweder konservativ oder chirurgisch. Weiterhin ermöglichen sie eine Beurteilung des Therapieerfolgs

Phasen zwei und drei beginnen. Weitere Details über Patientenberatung: kontinenz@centr-o-med.de

2. Passives Schließmuskeltraining: Dieses Training erfolgt mit einem sogenannten „Anal Plug", der wie ein Suppositorium in den Darm eingeführt wird. Über einen Impulsgeber wird dann ein Intervall-Muskeltraining ausgelöst, das bereits im Säuglings- und Kleinkindesalter durchgeführt werden kann, also zu einem Zeitpunkt, zu dem die Kinder aufgrund ihrer geistigen Kapazität noch nicht mit der notwendigen Konzentration aktiv trainieren können. Je früher man aber mit diesem Training beginnt, umso erfolgreicher ist die Muskeltrainingsarbeit und

Abb. 2

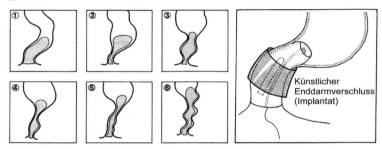

Möglichkeiten des konservativen Behandlungskonzeptes der analen Inkontinenz durch aktives Schließmuskeltraining unter Zuhilfenahme von Trainingstampons (Typ 1–6) bei Kindern mit Teilkontinenz (tk2, tk3). Der neue Kontinenztampon TRUESTOP® ermöglicht Sauberkeit und gibt Sicherheit.

damit die Besserung der Kontinenzlage (z. B. mit biotic, contic, syntic) im Hinblick auf den Ruhedruck und die Willkürkontraktion der perirektalen Muskelelemente. Manometrie und endoanaler Ultraschall sind objektivierbare Messmethoden in funktioneller und organischer Hinsicht. Der Erfolg braucht Zeit. Es handelt sich um einen wachsenden Organismus. Bei 85 % aller Kinder stellt sich zwischen dem 10. und 15. Lebensjahr eine nahezu normale Kontinenzlage ein – ohne weitere Operationen.

Weiterführende Tipps

❯ Enuresis diurna, Mädchen; ❯ Enuresis nocturna, primäre

◻ **Tab. 1**

Ergebnisse der Implantation eines Magnetrings um den Enddarm als „Sakrale Schließmuskelersatzplastik" (SSE) oder als „Abdominelle Schließmuskelersatzplastik" (ASE). Dieser implantierbare Enddarmverschluss ist eine sehr sichere Methode, wurde aber nur von einem Teil der Patienten vertragen. ([1] Patienten wünschten wieder eine Explantation).
Ergebnisse der konservativen Behandlung der Inkontinenz durch weiterentwickelte Kontinenztampons. Der Trainingstampon wird in den Darm eingeführt, die schwache Schließmuskulatur wird durch den Tampon vorgedehnt und durch die Willkürkontraktion erfolgt dann eine Kompression des Tampons. Durch dieses aktive Schließmuskeltraining wird die Kontraktion der Beckenbodenmuskulatur verbessert. Misserfolge ([2]) waren zurückzuführen auf ein insuffizientes Training und eine schlechte Kontinenzberatung. Eine weitere Möglichkeit besteht darin, den Darm über einen individuell angepassten Kontinenztampon stundenweise zu verschließen und einen unwillkürlichen Stuhlabgang dadurch zu verhindern. Misserfolge ([3]) waren zurückzuführen auf inadäquat angefertigte Tampons und eine fehlende Beratung und Führung der Patienten

n	SSE-ASE		Aktives Sphinktertraining		TRUESTOP®-Applikation in den Enddarm	
	Erfolgreich	Ohne Erfolg	Erfolgreich	Ohne Erfolg	Erfolgreich	Ohne Erfolg
319	26	25[1]	104	17[2]	116	31[3]
%	8,2	7,9	32,6	5,2	36,4	9,7

Literatur

Abbasoglu L, Fansu Salman F, Baslo B et al. (2004) Electromyographic studies on the external anal sphincter in children with operated anorectal malformations. EurJ Pediatr Surg 14:103–107

Husberg B (2001) Results of endoanal ultrasonography in children wih anorectal anomalies. Abstract book on demand of 39th symposium of CAES, Münster 2001

Springer A, Willital GH (2000) Anorectal manometry as a differential diagnostic procedure for functional or organic constipation in childhood. Abstract book on demand of: Surgery in children – advanced technologies on diagnosis and treatment. Interdisciplinary international congress, Münster, 2000

Trigg PH, Belin R, Haberkorn S et al. (1974) Experiences with a Cholinesterase Histochemical Technique for rectal Suction Biopsies in the Diagnosis of Hirschsprung's Disease. J Clin Path 27:207

Willital GH (1976) Vermeidung von Fehlern bei der Diagnostik und Therapie chronischer Obstipation. Monatsschr Kinderh 124:357

Willital GH (1992) Nicht invasiv endoskopisch-sonographische Determinierung perirektaler Muskulatur. Zentr Bl Kinderchir 1:101

Willital GH (2004) Anorectal incontinence – therapy by incontinence tampons. Poster at the BAPS Meeting, Oxford (available on demand)

Willital GH (2004) Continence tampons. Poster at the interdisciplinary international congress of new developments – surgery in children, Münster (available on demand)

Analstenose

G.H. Willital

Ziel

Diagnostik der Analstenose durch Inspektion, Palpation, Endoskopie und gegebenenfalls durch Manometrie. Sobald die Diagnose gestellt ist und die Lokalisation und der Grad der Stenose erkannt sind, erfolgt dann eine konservative oder chirurgische Therapie dieser Enddarmveränderung, um Folgeerscheinungen (Sekundärpathologie) wie Megarektum, Megasigma, Megakolon, Überfließinkontinenz und das rektale Trägheitssyndrom (rectal inertia syndrome) mit zwischenzeitlich chronischer, rezidivierender, schwerer Obstipation zu vermeiden.

Problem

Die Analöffnungsstelle liegt:
1. An normaler Stelle, ist aber zu eng,
2. in einer anterioren Position (nach vorne verlagert) und ist über eine Strecke von 5–10 ml zu eng.

Eine Übersicht über diese angeborenen Analstenosen bei Jungen und Mädchen gibt ▶ *Abb. 1.*

Lösung und Alternativen

Dehnungen der Analöffnungsstelle mit dem Fieberthermometer ermöglichen eine Stuhlentleerung, sind aber keine adäquate Maßnahme, um eine existierende Enge vorsichtig zu weiten. Dehnt und weitet man zu schnell und zu weit, besteht die Gefahr eines Einreißens des Gewebes, insbesondere der Muskulatur (Mikrotraumen) mit sekundärer Vernarbung, Restenosierung und Teilinkontinenz. Dies kann man durch einen intraanalen Ultraschall mit einer rotierenden Ultraschallsonde nachweisen. Auch die Manometrie ermöglicht eine entsprechende Diagnosestellung.

◘ Abb. 1

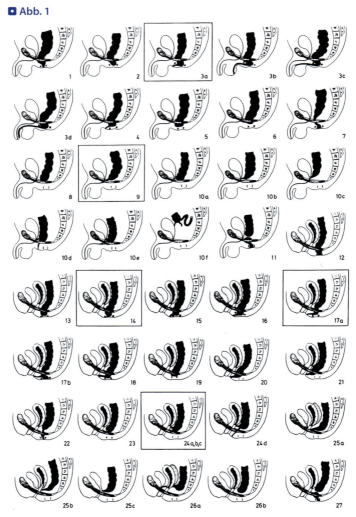

Gesamtüberblick über Analstenosen bei Jungen und Mädchen im Rahmen der angeborenen anorektalen Fehlbildungen. Bei Jungen: Typ 3 a, 4, 7; bei Mädchen: Typ 12, 14, 15, 16, 17, 18

Derartige Dehnungen sollten mit Hegarstiften, besser mit weichen, atraumatischen Dehnungstampons erfolgen (❯ *Literatur zu Analatresie, Teilinkontinenz nach Operation*). Geeignet hierfür sind Analstenosen vom Typ 3a bei Jungen und Typ 12 bei Mädchen, da hier die Enge nur wenige mm lang ist und die Analöffnungsstelle an normaler Stelle im Perineum innerhalb der Schließmuskulatur liegt. Die Dehnungsbehandlung muss in der Regel über einen Zeitraum von mehreren Wochen 1 – 3 × täglich erfolgen. Wenn die Öffnung nur millimeterdünn ist, ist eine minimalinvasive chirurgische Therapie im Sinn einer Inversionsproktoplastik nach Nixon erforderlich. Die übrigen Analstenosen sind kombiniert mit einer Fehlmündung der Analöffnungsstelle im Sinn einer anterioren Verlagerung. In der Neugeborenenperiode kann zunächst eine Weitung mit Hegarstiften oder mit Analdilatationstampons erfolgen. Eine operative Korrektur ist nur dann erforderlich, wenn die Öffnungsstelle zu eng ist, eine vorsichtige Dehnung nicht zum Erfolg führt und Obstipation und Blähungen weiter existieren oder wenn bei Mädchen die Analöffnungsstelle sehr nahe an die Vagina verlagert ist.

Bei konservativer Therapie durch Dehnung und Weitung der Analöffnungsstelle sollte im ersten Lebensjahr eine Funktionsdiagnostik des Enddarms durch eine anorektale Manometrie zur Determinierung der Schließmuskelelemente und des anorektalen Reflexverhaltens und zum Ausschluss einer funktionellen Störung erfolgen.

Weiterführende Tipps

❯ Obstipation und Diarrhoe; ❯ Rektoskop, Alternative

Literatur

Bai Y, Yuan Z, Wang W et al. (2000) Quality of life for children with fecal incontinence after surgically corrected anorectal malformation. J Pediatr Surg 35:462 – 464

Gearhart JP, Jeffs RD (1990) Management and treatment of classic bladder exstrophy. In: Ashcraft KW (ed).Pediatric Urology. WB Saunders, Philadelphia, S 269 – 300

Georgeson KE, Inge TH, Albanese CT (2000) Laparoscopically assisted anorectal pull-through for high imperforate anus – a new technique. J Pediatr Surg 35:927 – 931

Hendren WH (1986) Repair of cloacal anomalies: Current techniques. J Pediatr Surg 21:1159–1176

Holschneider AM, Koebke J, Meier-Ruge W et al. (2001) Pathophysiology of chronic constipation in anorectal malformations. Long-term results and preliminary anatomical investigations. Eur J Pediatr Surg 11:305–310

Kim IO, Han TI, Kim WS et al. (2000) Transperineal ultrasonography in imperporate anus: identification of the internal fistula. J Ultrasound Med 19:211.6

Kuyk EM van, Brugman-Boezeman AT, Wissink-Essink M et al. (2000) Biopsychosocial treatment of defecation problems in children with anal atresia: a retrospective study. Pediatr Surg Int 16:317–321

Meier-Ruge WA, Holschneider AM (2000) Histopathologic observation of anorectal anomalies in anal atresia. Pediatr Surg Int 16:2–7

Mezzacappa PM, Price AP, Haller JO et al. (1987) MR and CT demonstration of levator sling in congenital anorectal anomalies. J Comput Assit Tomogr 11:273–275

Nixon HH. Nixon anoplasty. In Stephens FD, Smith ED (ed) Anorectal Malformations in Children: Update 1988. Alam R. Liss, New York, S 78–81

Pena A (1989) Atlas of Surgical Management of Anorectal Malformations. Springer, Berlin Heidelberg New York

Pena A, Hong A (2000) Advances in the management of anorectal malformations. Am J Surg 180:370–376

Rintala RJ (2002) Fecal incontinence in anorectal malformations, neuropathy, and miscellaneous conditions. Semin Pediatr Surg 11:75–82

Roesner D (2001) The reconstruction of rectal atresia. Diagnostics, therapy and prognosis of anorectal malformations. Zentralbl Chir 126:50–54

Rosen NG, Hong AR, Soffer SZ et al. (2002) Rectovaginal fistula: a common diagnostic error with significant consequences in girls with anorecal malformations. J Pediatr Surg 37:961–965

Sudol-Szopinska I, Jakubowski W, Szczepkowski M (2002) Contrast-enhanced endosonography for the diagnosis of anal and anovaginal fistulas. J Clin Ultrasound 30:145–150

Tsugawa C, Hisano K, Nishijima E et al. (2000) Posterior sagittal anorectoplasty for failed imperforate anus surgery: lesson learned from secondary repairs. J Pediatr Surg 35:1626–1629

Willital GH (1971) Advances in the Diagnosis of Anal and Rectal Atresia by Ultrasonic-Echo Examination. J Pediatr Surg 4:454

Willital GH (1974) Klassifikation der anorektalen Anomalien, Operationsindikation. Z Kinderchir 14:54

Willital GH, Lehmann RR (2004) Chirurgie im Kindesalter. Rothacker Verlag

Angst des kranken Kindes

C. Rosenfeld

> **Ziel**
>
> Die Angst des kranken Kindes in der Praxis hat viele Ursachen. Ziel des Arztes ist es, die Ursachen zu erkennen und die Angst zumindest zu mindern.

> **Problem**
>
> Für Kinder ist ein Arztbesuch per se etwas Aufregendes. Sie kommen aus einer gewohnten Umgebung in einen unbekannten professionell geführten Betrieb mit ungewohnter Einrichtung, mehr oder weniger bekannten Helferinnen und einem Arzt im weißen Kittel, der dazu noch mehr mit der Mutter als mit dem Kind redet. Es soll irgend etwas gemacht werden, was für das Kind völlig neu ist, was es vielleicht nur vom Hörensagen kennt. Die Mutter hat ihm möglicherweise auch erzählt, dass gewisse Anforderungen an das Verhalten gestellt werden, nämlich nicht zu weinen, still zu halten oder tapfer zu sein. Oder es wird über das, was droht, nur andeutungsweise gesprochen und das Kind im Unklaren gelassen. Die Angst des Kindes ist verständlich. Und nicht immer leicht abzubauen, zumindest nicht völlig.

Lösung und Alternativen

Wenn ein Kleinkind zum ersten Male in die Praxis kommt, weil die Familie z. B. umgezogen ist oder aus anderen Gründen der Arzt gewechselt wurde, ist es natürlich nicht gerade opportun, als erstes Blut abzunehmen oder eine Impfung zu machen. Nur in seltenen Fällen ist es nötig, ein Kind so plötzlich zu überfallen. Ein zweiter Termin ist wünschenswert, um das Arzt-Patientenverhältnis nicht schon im Ansatz zu stören.

Schwierig zu behandeln sind Kinder, die selten in die Praxis kommen, weil sie wenig krank sind, bewusst von der Mutter zuhause zurückgehalten werden – wegen der Angst der Mutter vor einem ihr peinlichen Verhalten des Kindes – oder die Mutter vieles selbst behandelt. Für diese Kinder, die nur zu Vorsorgen, Impfungen oder bei schweren Erkrankungen kommen, ist der Besuch einer Arztpraxis etwas unerhört Befremdliches. Den Müttern dieser Kinder sollte man raten, ihre Kinder möglichst oft in die Praxis mitzunehmen, auch wenn nur ein Rezept abgeholt oder ein Termin vereinbart wird. So können diese Kinder die Erfahrung machen, dass in einer Praxis nicht immer schlimme Sachen passieren. Und es kann ein gewisses Vertrauen zu den Helferinnen vorab aufgebaut werden.

Ein weiterer Hinweis betrifft den Blickkontakt des Arztes zum Kind. Der Stein, der wie ein Auge aussieht, den moslemische Kinder oft als Amulett an der Kleidung oder an einer Halskette tragen, hat eine Bedeutung, er soll den „bösen Blick" von den Augen abwenden. Auch Tiere, besonders Hunde, reagieren empfindlich, wenn sie fixiert werden. Ein fixierender Blick ist unangenehm und löst auch schon beim Säugling Angst und Schreiattacken aus. Deshalb sollte man auch bei älteren Kindern bei Untersuchungen und Vorsorgen den direkten Blickkontakt möglichst vermeiden und dem Patienten wenig in die Augen sehen.

Ein Drittes: Wichtig ist das Kind als maßgebenden Partner anzuerkennen und zu verhindern, dass sich die Mutter in dieses Verhältnis hineindrängt und mit ihrer Angst um das Versagen des Kindes unsere Bemühungen untergräbt. Man muss in erster Linie dem Kind – nicht der Mutter – erklären, was man vorhat, und zwar wahrheitsgemäß ohne zu verharmlosen oder zu beschönigen. „Es tut gar nicht weh" ist eine Lüge, die das Vertrauen zerstört. „Es tut nur ein bisschen weh" oder „nur kurz weh" ist eine bessere Aussage. Überhaupt sollten alle Maßnahmen als etwas ganz Selbstverständliches ausgeführt werden, wie etwa das Abhören oder in den Hals schauen. Routine ist weniger aufregend als eine außergewöhnliche Prozedur. Jeder Schritt der Handlung sollte dem Kind mitgeteilt und erklärt werden, aber nicht unbedingt bis in jede Einzelheit. „Der kleine Pieks" muss in der Vielzahl der dargelegten Handlungsschritte untergehen.

Gelegentlich ist es vorteilhaft, das Kind mit irgendetwas zu beschäftigen oder abzulenken. Z. B. kann der Patient bei der Blutabnahme den Tupfer halten. Das hätte den Vorteil, dass er nicht so schnell mit der freien Hand „zuschlagen" kann. Ein Bonbon zu lutschen oder die Mutter in den Arm zu kneifen, sind alte Tricks.

Ein Kind, das schon vorher „sensibilisiert" ist durch „einfühlsame" Aufklärung der Mutter, wird sicher schlecht zu beruhigen sei. Es mag Ausnahmen geben.

Problematisch wird ein Eingriff, wenn z. B. die Blutabnahme beim ersten Mal nicht klappt und der Arzt mehrfach zustechen muss. Auch hier sollte der Arzt lieber auf die dünnen Venen als auf das Zappeln und Zucken des Kindes hinweisen, um nicht die Schuld dem Kinde zuzuschieben.

Einige beruhigende oder ablenkende Worte von Seiten des Arztes während des Eingriffs erleichtern dem Kinde die Situation: Dass es „wunderbar still hält" (obwohl natürlich der Arzt den Arm fest umfasst hält und das Kind gar nicht anders kann, als still zu halten), dass man „gleich fertig ist" oder auch Fragen nach der Puppe oder dem Kindergarten gestellt werden.

Wenn nun alles mehr oder minder gut ertragen ist und das erlösende Wort „fertig" gefallen ist, kommt häufig die wahrlich rechthaberische Behauptung der Mutter, ohne jeden Trost: „ Ich hab dir ja gesagt, es war nicht so schlimm". Auch hier sollte der Arzt eingreifen zugunsten des Kindes: „Man weiß ja nicht vorher, wie es kommt" oder „wie es ist". Und „ Du hast das ganz prima gemacht" (für deine Verhältnisse). Es ist nicht nötig, dem Kind ein schlechtes Gewissen zu machen oder Schuldgefühle zu erzeugen. Der kleine Patient sollte erleichtert nach Hause gehen können.

Kleine (altersgemäße!) Geschenke, am besten vom Arzt selbst überreicht, erhalten die Freundschaft, für den Arzt nur eine Kleinigkeit, sind sie für die Kinder doch etwas Besonderes.

Häufig sind die Mütter ganz erstaunt, wie fabelhaft ihr Kind die Prozedur der Untersuchung, der Blutabnahme oder der Injektion überstanden hat. Dann zeigt sich deutlich, mit welch erwartungsvoller Angst die Mutter zum Arzt gekommen ist. Stolz verlässt sie mit ihrem Kind die Praxis, ein Stolz, der an die Familie weitergegeben wird.

Weiterführende Tipps

● Blutentnahme; ● Arztphobie; ● Spritzenangst

Literatur

Koenig O (1970) Kultur- und Verhaltensforschung. Einführung in die Kulturethologie. dtv, München

Arztphobie

T. Hoek

Ziel
Dem Kind die Angst vor der Untersuchung durch den Kinderarzt zu nehmen und eine Vertrauensgrundlage für eine langfristige Kooperation herzustellen.

Problem
Aufgrund schlechter Erfahrungen oder spontaner Antipathie legen einige Kinder große Angst vor der kinderärztlichen Untersuchung an den Tag.

Lösung und Alternativen

Wenn es die Situation erlaubt, sollten Sie strategisch vorgehen. Dies bedeutet, dass Sie das ängstliche Kind zwar ausdrücklich und persönlich begrüßen, es dann aber erst mal in Ruhe lassen und sich der Bezugsperson zuwenden.

Optimal ist es, wenn das Kind dann zu spielen beginnt – ermuntern Sie es dazu! Dann zeigen Sie dem Kind ein paar möglichst lustige Fotos von Kindern, am besten Ihren eigenen und verwickeln es in ein Gespräch darüber. Sie können zusehen, wie sich das Kind entspannt. Jetzt erklären Sie, was Sie vorhaben und demonstrieren es an einer Puppe oder einem Stoffteddy.

Beginnen Sie dann vorsichtig mit der Untersuchung, das Stethoskop sollte warm sein, gern darf das Kind Stethoskop und Otoskop auch erst einmal in die Hand nehmen.

Bescheiden Sie sich beim ersten Mal bezüglich der Vollständigkeit Ihres Befundes, wenn dies medizinisch vertretbar ist. Viel wichtiger ist, dass das Kind bis zum Ende der (deshalb möglichst kurz währenden) Untersuchung die Fassung behält und stolz und gebührend gelobt die Praxis verlässt. Darauf können Sie beim nächsten Mal dann aufbauen.

Die Racheninspektion sollte immer ohne Stäbchen erfolgen! Das geht ausgezeichnet, wenn das Kind Ihnen vertraut, nach oben (!) schaut und „aah" sagt. Die Angst vor dem Stäbchen ist nämlich meist so schlimm, dass sie die gesamte Untersuchungssituation überschattet. Kinder lernen aus gemachten Erfahrungen. Wenn sie mehrfach erfahren haben, dass Sie ehrlich sind und wirklich nur das geschieht, was Sie vorher angekündigt haben, werden sie Ihnen ihr Vertrauen schenken und gern zu Ihnen kommen. Dann wird sogar einmal eine schmerzhafte Maßnahme verziehen, wenn Sie sie ehrlich vorher ankündigen!

Weiterführende Tipps

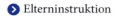 Elterninstruktion

Bauchpalpation

T. Hoek

> **Ziel**
>
> Ein möglichst eindeutiger Palpationsbefund, der nicht durch Angst, Aggravation oder Dissimulation des Kindes verfälscht wird.

> **Problem**
>
> Bauchschmerzen sind ein häufiges Symptom im Kindesalter. Sie werden subjektiv oft sehr unterschiedlich in ihrer Intensität erlebt, so dass es häufig schwierig ist, einen objektiven Befund zu erheben und so weder unnötig zur Laparotomie einzuweisen noch eine beginnende Peritonitis zu übersehen.

Lösung und Alternativen

Man beginne mit der Palpation des Abdomens beim in Rückenlage mit 30° angewinkelten Beinen liegenden Kind zunächst durch die Unterwäsche hindurch und sammle erste Eindrücke.

Dann wird mit (durch Reibung) angewärmtem Stethoskop auskultiert und unmerklich dort, wo zuvor Schmerz angegeben wurde, der Druck des Stethoskops im Sinne einer heimlichen Palpation erhöht und damit die Reproduzierbarkeit der angegebenen Druckdolenz überprüft.

Nach dem Prüfen der üblichen Peritonismus-Zeichen einschließlich Mc Burney- und Loslassschmerz lässt man dann das Kind aufstehen und auf der Stelle hüpfen. Bei peritonitischer Reizung ist dies nicht möglich.

Last but not least sollte man sich dann rufen lassen, wenn das Kind eingeschlafen ist. Eine vorsichtige Bauchpalpation im Schlaf kommt einer Narkoseuntersuchung gleich und jegliche Abwehrspannung ist ohne Überlagerung bestens palpabel.

Bauchtrauma, stumpfes, Pankreasverletzung

G.H. Willital

Ziel
Frühzeitiges Erkennen einer traumatisch bedingten Pankreasverletzung und Einleitung einer entsprechenden Therapie.

Problem
Bauchtraumata und Bauchschmerzen sind bei Kindern alltägliche Ereignisse. Deshalb werden Unfallhergang und Bauchsymptomatik oft bagatellisiert und die Unfallfolgen nicht erkannt. Dies kann für die Kinder lebensgefährlich sein. Eine Langzeitstatistik an unserer Klinik über 4100 Unfälle im Kindesalter hat ergeben, dass 5 % aller abdominellen Organverletzungen die Bauchspeicheldrüse betreffen.

Lösung und Alternativen

Bei einem Kind mit einem stumpfen Bauchtrauma und persistierenden Bauchschmerzen muss eine Bauchspeicheldrüsenverletzung ausgeschlossen werden. Der verlässlichste Test ist eine Blut- und Urinuntersuchung im Hinblick auf Amylase. Normalwerte der Amylase im Blut: 6 – 34 U / l; Normalwerte der Amylase im Urin: 12 – 75 U / 12 h.

Leitsymptome: Vorausgegangener Sturz über den Fahrradlenker, Prellmarke mit blutunterlaufenem Unterhautgewebe im rechten Ober- oder Mittelbauch. Oberbauchschmerzen und Temperaturanstieg. Die Ultraschalluntersuchung zeigt eine geschwollene Bauchspeicheldrüse, eine Flüssigkeitsansammlung in der Bursa omentalis und eine Kontinuitätsdurchtrennung des Pankreasparenchyms (hypodense, vertikal zur Pankreasoberfläche verlaufende, prävertebrale Zone).

Man unterscheidet 4 verschiedene Pankreasverletzungstypen.
(● *Abb. 1*).

◘ Abb. 1

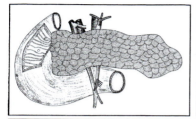
Typ I: Kontusion

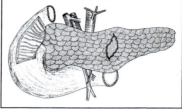
Typ II: Subkapsuläre Ruptur

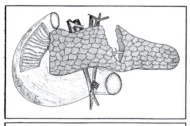
Typ III: Inkomplette Pankreasruptur

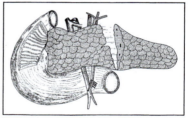
Typ IV: Komplette Pankreasruptur

Überblick auf die verschiedenen Pankreasverletzungen: Verletzungstyp I–IV. Das Duodenum wurde aus didaktischen Gründen „gefenstert", um zum Ausdruck zu bringen, dass eine retroperitoneale Duodenalruptur nicht übersehen werden darf. Hierzu erfolgt während der Operation eine Freilegung des Duodenums nach Kocher oder eine intraoperative Endoskopie (Willital)

Pankreasverletzungstyp I (Pankreaskontusion): kann ambulant konservativ durch Bettruhe, Nahrungskarenz und medikamentöse Reduzierung der Pankreassaftproduktion behandelt werden.

Pankreasrupturen (Typ II–IV) machen eine Laparoskopie / Laparotomie notwendig. Zunehmende Bauchschmerzen, ansteigende Temperaturen und zunehmende Amylasewerte sind Zeichen für eine ausgedehnte Pankreasläsion, die stationär behandelt werden sollte: intensivmedizinische Behandlung, chirurgische Versorgung der Ruptur. Übersehene Pankreasrupturen können zur Selbstverdauung der Drüse, zu Darmperforationen und Blutungen führen. Diese Verläufe können für die Kinder lebensgefährlich sein. Kleinere, übersehene Risse können nach 1–2 Jahren zu riesigen Oberbauchzysten führen, die dann einer aufwändigen Operation zugeführt werden müssen.

Quintessenz:
1. Genaue Anamnese im Hinblick auf das stumpfe Bauchtrauma
2. Abtasten des Bauches und Beachtung von Palpationsschmerzen im Oberbauch zwischen Prozessus xiphoideus und Nabel
3. Prellmarken im Oberbauch
4. Amylase / Lipase sind im Blut und Urin erhöht
5. Pathologischer abdomineller Sonographiebefund

Besonders zu beachten: Bei Kindern, die nach einem stumpfen Bauchtrauma (Fahrradsturz, Schlag, Stoß, Treppensturz) wiederholt über Bauchschmerzen klagen, muss der Bauch genau und wiederholt untersucht werden, gegebenenfalls ist eine MR- oder eine CT-Untersuchung indiziert.

Weiterführende Tipps

> Invagination

Literatur

Pokorny WJ, Raffensperger JG, Harberg FJ (1980) Pancreatic pseudocysts in children. Surg Gynecol Obstet 151:182

Vane DW, Grosfeld JL, West KW et al. (1989) Pancreatic disorders in infancy and childhood: Experience in 92 cases. J Pediatr Surg 24:771–776

Willital GH, Lehmann RR (2004) Chirurgie im Kindesalter. Rothacker Verlag

Bissverletzungen

G.H. Willital

> **Ziel**
> Ausheilung der Bissverletzung ohne Phlegmone oder Abszessbildung bei minimaler Narbenbildung.

> **Problem**
> In Deutschland werden jährlich ca. 50.000 Bissverletzungen registriert. Am häufigsten sind die oberen Extremitäten betroffen. Zwei Drittel aller Bissverletzungen kommen im Kindesalter vor. Achtzehn Prozent aller Bissverletzungen werden durch Hunde verursacht. In ca. 40 % der Fälle kommt der Hundebiss dadurch zustande, dass die Tiere entweder geärgert, erschreckt oder beim Fressen gestört werden. Man unterscheidet zwischen:
> 1. Oberflächlichen Bissverletzungen mit Hautläsion und Weichteilläsion,
> 2. tiefen Bissverletzungen, die bis auf Faszie, Muskulatur, Knorpel und Knochen reichen und
> 3. tiefen Verletzungen mit Substanzdefiziten von Weichteilen, Muskulatur, Nervenläsionen, Gefäßverletzungen, Knorpelläsionen und Knochenläsionen.
>
> Die Folgen der Bissverletzungen sind: oberflächliche Läsionen, tiefe Verletzungen der Muskulatur, Läsionen von Gefäßen, Nerven und Knochen. Aufgrund der Verletzung kann es zu einer tiefen Inokulation von Bakterien mit einer sekundären Phlegmone innerhalb von 24–48 h kommen. Häufigste Erreger sind: Staphylokokken, Colibakterien, Pseudomonas sowie antibiotikaresistente Anaerobier.

Lösung und Alternativen

Oberflächliche Bissverletzungen mit Hautläsionen bzw. oberflächlichen Weichteilläsionen können ambulant in der Praxis versorgt werden. Tiefe,

multiple Bissverletzungen sollten stationär behandelt werden. Die chirurgischen Maßnahmen im Einzelnen:
1. Wundspülung: In die einzelnen Bisskanäle wird, nach vorausgegangener Beträufelung der Wunde mit einem Anästhetikum, eine gebogene Metallknopfkanüle eingeführt und die Bissverletzungen werden mit physiologischer Kochsalzlösung gespült. Es ist empfehlenswert die physiologische Kochsalzlösung mit Nebacetin zu kombinieren, um eine lokale antibiotische Wirkung zu erzielen.
2. Friedrich'sche Wundexision: Nach entsprechender Lokalanästhesie werden nekrotisches Gewebe, avitale Wundränder und durchblutungsgestörtes Gewebe primär exzidiert und die Wunde, nach Einlegen einer Wunddrainage, primär vernäht. Evidence based Untersuchungen haben gezeigt, dass der Wundverschluss bei Bissverletzungen im Gesicht signifikant bessere Ergebnisse zeigt als die offene Wundbehandlung ohne Naht. Bissverletzungen sollen aber innerhalb der ersten 7 – 10 h versorgt werden, da es sonst aufgrund der lymphogenen Ausbreitung von Infektionserregern zu Phlegmonen und Abszessen kommen kann. Nach der Wundspülung ist eine Wundkürettage der Wunde indiziert. Empfehlenswert ist weiterhin nach Wundverschluss die Einlage einer Wunddrainage, um postoperativ Wundsekret und Bakterien abzuleiten. Subkutannähte sollen wegen der Fremdkörperwirkung nicht angelegt werden.
3. Bissverletzungen im Gesicht: Primäre Hautnaht, Friedrich'sche Wundreinigung, Kürettage der Wunde, Spülung von Bisskanälen mit Nebacetin-Lösung.
4. Bissverletzungen an Fingern und Händen: Wundkürettage, Spülung der Wunde, Entfernung von nekrotischem Gewebe, lokale Antibiotikaapplikation, primäre Wundnaht, Ruhigstellung von Fingern und Hand.

Besonders zu beachten: Bei allen Bissverletzungen sollte aufgrund der Gefahr einer Infektion 2 – 3 Tage lang eine hochdosierte, antibiotische Therapie durchgeführt werden. In allen Fällen muss überprüft werden, ob eine vollständige Tetanusimmunisierung durchgeführt wurde. Ist dies nicht der Fall, muss die erste Impfung einer Grundimmunisierung durchgeführt werden. Bei Tollwutgefahr ist in jedem Fall der Impfstatus des Hundes ausfindig zu machen. Bei unbekanntem Impfstatus ist der Hund über einen

Zeitraum von 10 Tagen veterinärmedizinisch zu kontrollieren und die Kinder sind einer entsprechenden Tollwutprophylaxe zuzuführen.

Weiterführende Tipps

 Wundheilungsstörung

Literatur

Bauch J, Halsband H, Hempel K et al. (1998) Manual Ambulante Chirurgie I/II. Gustav Fischer Verlag, Ulm, Stuttgart, Jena, Lübeck

Henne-Bruns D, Düring M, Kremer B (2001) Chirurgie. Thieme Verlag, Stuttgart

Hirner A, Weise K (2004) Chirurgie – Schnitt für Schnitt. Thieme Verlag, Stuttgart

Koslowski L, Bushe KA, Junginger T et al. (1999) Die Chirurgie. Schattauer, Stuttgart, New York

Willital GH, Holzgreve A (2005) Definitive Chirurgische Erstversorgung. Walter de Gruyter Verlag, Berlin, 6. Aufl

Blutentnahme

C. Rosenfeld

> **Ziel**
>
> Erleichterung der Blutabnahme beim Kind.

> **Problem**
>
> Blutabnahmen beim Kind sind aus vielerlei Gründen schwierig: Dünne Venen, Abwehrhaltung des Kindes, Angst der Mütter, mangelnde Übung des Arztes oder der Helferin.

Lösung und Alternativen

Die Blutentnahme sollte beim Kind derjenige vornehmen, der es am besten kann. Kinder und Mütter vertragen keine Experimente. Es macht keinen guten Eindruck, wenn nach mehrmaligem vergeblichem Zustechen dann ein anderer kommt, dem es auf Anhieb gelingt. Übungsobjekte für Helferinnen muss man sehr vorsichtig aussuchen.

Ein liebevoll, aber dennoch bestimmender Zuspruch wird die Angst mindern. Unsicherheit überträgt sich schnell auf den Patienten. Die Selbstverständlichkeit der Handlung wird ein Zögern und Zaudern unglaubwürdig machen.

In welcher Lage bei dem Patienten Blut abgenommen wird und aus welcher Vene, muss von Fall zu Fall entschieden werden. Möglich ist eine Blutentnahme auch, wenn das Kind auf dem Schoß der Mutter sitzt, wiewohl dabei gelegentlich ein Kreislaufkollaps der Mutter vorkommt, wenn dieselbe „kein Blut sehen kann."

Das ist zwar ein seltenes Ereignis. Man muss aber die Begleitperson vorher danach fragen, wie sie auf den Anblick von Blut reagiert, um vor Überraschungen sicher zu sein.

Wichtig ist bei Blutentnahme auf dem Schoß der Mutter eine entsprechend ruhige Haltung des Armes, die bei einem liegenden Kinde sicher besser gewährleistet ist. Zumindest eine Ebene der Bewegungsmöglichkeit ist ausgeschaltet.

Blutentnahmen am hängenden Kopf oder aus der Schädelvene sind manchmal leichter durchführbar als Punktionen der Armvenen, erschrecken die begleitende Mutter aber wahrscheinlich mehr. Daher sollte diese Form nur im Notfall und nach entsprechenden Erklärungen ausgeführt werden.

Beim Säugling sind Schädelvenen gut sichtbar und einfacher zu treffen. Sie können meist mit dem Finger getastet und gestaut werden. Bei Blutabnahme „am hängenden Kopf" schreit das Kind in der Regel und staut so seine Venen selbst. Der Einstich ist problemlos, da Halsvenen ziemlich dick sind. Die zuletzt genannten Stellen kommen eher bei Säuglingen infrage.

Für die Suche nach geeigneten Venen braucht man Zeit, die man sich unbedingt nehmen sollte. Dies ist eine Investition, die sich auszahlt. Hast und Hetze stören den Vorgang sehr.

Gelegentlich kann man Venen nur fühlen und nicht sehen. Hier erleichtert eine kleine Markierung mit einem Stift auf oder dicht neben der Vene den Einstich an der richtigen Stelle, da man jetzt einen sichtbaren Fixpunkt für die Punktion hat.

Ein zu helles oder grelles Licht kann manchmal alles überstrahlen und die Suche nach einer geeigneten Vene erschweren.

Probestauen von Arm oder Hand ist sehr hilfreich, wobei die Blutentnahme auf dem Handrücken nach eigener Erfahrung etwas schmerzhafter ist.

Anfangs kann ziemlich stark gestaut werden. Nach dem Einstich sollte bei Versiegen des Blutflusses die zu starke Stauung soweit vermindert werden, bis sich der Arm rötet. Ein „Quietschball" oder eine „Quietschpuppe" in der Hand des gestauten Armes veranlasst das Kind zu „pumpen", wobei gleichzeitig eine Ablenkung eintritt. Stauen mit einem Blutdruckmesser ist optimal, aber doch ziemlich aufwändig.

Die Kanüle muss selbstverständlich ein solches Lumen haben, dass rote Blutkörperchen hindurchgehen. Die Spritzennadel kann um 10–20 Grad abgebogen werden. Der Anschliff muss nach oben zeigen. Dies erleichtert das Hantieren und ermöglicht, dass die Kanüle ziemlich parallel zur Vene eingestochen werden kann und es weniger häufig zu Durchstichen kommt.

Durch eine geringe hebelartige Bewegung oder Drehung wird ein Ansaugen der Venenwand verhindert. Bei richtiger Position im Gefäß wird man schnell auch ohne Aspiration im Kanülenansatz etwas Blut sehen.

Eine kleine 2 ml Spritze für Blutbild oder Blutsenkung lässt sich besser handhaben als eine größere 10 ml Spritze, die nach einem Wechsel für die weiteren Laborwerte benutzt werden kann. Kritisch ist dann der Augenblick des Spritzenwechsels. Die Kanüle muss durch Kontakt mit Haut so gehalten werden, dass sich die Position der Nadel nicht verändert und sie nicht herausrutscht oder durchsticht.

Eine Anästhesie der vorgesehenen Stelle der Blutentnahme mit einem anästhesierenden Pflaster ist möglich, hat aber Nachteile. Dieses Pflaster wird an der Stelle des vorgesehenen Einstichs platziert. Es muss eine Stunde einwirken. Der gravierende Nachteil: Das Lokalanästhetikum wirkt gefäßverengend. Deshalb muss das Pflaster ca. 10 min vor dem Eingriff entfernt werden, was eine genaue zeitliche Planung erfordert. So kann diese Methode für die Praxis des niedergelassenen Kinderarztes durchaus nicht generell empfohlen werden.

◻ **Abb. 1**

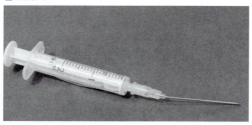

Abgebogene Kanüle mit Anschliff nach oben

Weiterführende Tipps

◉ Spritzenangst

Blutentnahme

Abb. 2

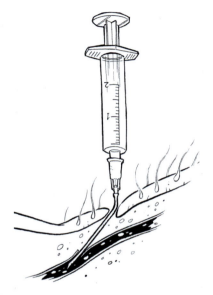

Lage der Kanüle in der Vene

Blutung, rektale

G.H. Willital

> **Ziel**
>
> Klärung der Ursache der Darmblutung und Therapie, um den Blutverlust zu stoppen.

> **Problem**
>
> Geringe Blutabgänge werden häufig nicht bemerkt. Eine Anämie kann daraus resultieren und die Ursache bleibt unerkannt. Daher ist es wichtig, Stuhlproben auf Blut durchzuführen und den Stuhl bei Kindern zu untersuchen. Gelegentlich fällt den Eltern der Blutabgang als Initialsymptom auf.

Lösung und Alternativen

Um die Ursache des rektalen Blutabgangs zu klären, ist eine Endoskopie des Anorektums mit einem flexiblen oder starren Endoskop durchzuführen. Ist der Darm in diesem Abschnitt nicht komplett einsehbar – was für eine zuverlässige Diagnose entscheidend ist – muss intraoperativ eine Darmsäuberung erfolgen. Anschließend kann dann systematisch der Enddarm nach einer Blutungsquelle abgesucht werden.

In 90 % kann die Blutungsquelle gefunden werden:
1. Blutender Rektum- oder Dickdarmpolyp (46 %),
2. Analfissur (43 %),
3. Hämorrhoidalknoten (11 %).

In der gleichen Sitzung, in der die Endoskopie durchgeführt wird, kann dann die Blutungsquelle gestillt werden. Der Polyp wird in toto exzidiert zusammen mit dem darunterliegenden Gewebe bis auf die Muscularis mucosa, die Blutung wird exakt gestillt und die Exzisionsstelle mit einer invertierenden Naht verschlossen. Die Analfissur wird im gesunden Gewebe exzidiert und die freien Wundränder werden mit Einzelnähten readaptiert. Die Hämorrhoidalknoten werden nach Freilegung des venösen Gefäßes exzidiert, das Gefäß verschlossen und die Wundränder mit Einzelnähten readaptiert.

In 10 % ist die Blutungsquelle nicht auffindbar. Ursachen können sein: ein abgegangener Polyp, wobei bei der Endoskopie bei sehr genauer und minutiöser Beurteilung eine petechiale Schleimhautverfärbung, manchmal auch zwischen den Schleimhautfalten, entdeckt werden kann. Weitere Ursachen für eine rektale Blutung können sein: Dickdarmentzündungen, Faktor XIII-Mangel oder ein Meckel'sches Divertikel. Um Rezidivblutungen zu vermeiden, ist es empfehlenswert über ca. 4 Wochen ein Laxans zu verabreichen und nach operativen Eingriffen im Analkanal lokal 10–20 %ige Anästhesinsalbe zur Schmerzlinderung zu applizieren. Die Applikation kann über ein Fieberthermometer oder über einen Minitampon erfolgen.

Sollte nach diesen Maßnahmen ausnahmsweise eine Rezidivblutung auftreten, was man vorher mit den Eltern besprechen sollte, so ist nochmals eine Endoskopie und gegebenenfalls eine Blutstillung mit dem Laser oder der Diathermie notwendig.

Weiterführende Tipps

> Obstipation und Teilinkontinenz

Literatur

Chaleoykitti B (2002) Comparative study between multiple and single rubber band ligation in one session for bleeding internal, hemorrhoids: a prospective study. J Med Assoc Thai 85:7345–7350

Chen HH, Wang JY, Changchien CR et al. (2002) Risk factors associated with posthemorrhoidectomy secondary hemorage: a single-insitution prospective study of 4,880 consecutive closed hemorrhoidectomies. Dis Colon Rectm 45:1096–1099

Fleshman J (2002) Advanced technology in the management of hemorrhoids: stapling, laser, harmonic scalpel, and ligasure. J Gastrointest Surg 6:299–301

Gai F, Trecca A, Busotti A et al. (2002) The new classification of hemorrhoids: PATE 2000-Sorrento. History of the scientific debate. Minerva Chir 57:331–339

Gencosmanoglu R, Sad O, Koc D et al. (2002) Hemorrhoidectomy: open or closed technique? A prospective, randomized clinical trial. Dis Colon Rectum 45:70–75

Herold A, Kirsch JJ (2001) Differential surgical therapy in hemorrhoids. Kongressbd. Dtsch Ges Chir Kongr 118:315–318

Kumar N, Paulvamnan S, Billings PJ (2002) Rubber band ligation of haemorrhoids in the outpatient clinic. Ann R Coll Surg Engl 84:172–174

Oettle GJ (2002) Stapled haemorhoidectomy. S Afr J Surg 40:44–45

Ooi BS, Ho YH, Tang CL et al. (2002)Seow-Choen F. Results of stapling and conventional hemorroidectomy. Tech Coloproctol 6:59–60

Saunders SM, Abood A (2002) Randomized clinical trial of Ligasure versus open hemorhoidectomy. Br J Surg 89:1068

Senagore AJ (2002) Surgical management of hemorrhoids. J Gastrointest Surg 6:295–298

Shioda Y, Onda M, Sakuma T et al. (2002) Endoscopic hemorrhoidal ligation from the rectum. J Nippon Med Sch 69:451–455

Zuber TJ (2002) Hemorrhoidectomy for thrombosed external hemorrhoids. Am Fam Physician 65:1629–1632

Claviculafraktur

G.H. Willital

Ziel

Erkennen einer Claviculafraktur und entsprechende konservative Therapie zur Vermeidung von Kompression der Frakturenden auf den Plexus cervicalis und zur Vermeidung einer überschießenden Kallusbildung ebenfalls mit sekundären Irritationen im Innervationsbereich des Plexus cervicalis durch Kompression.

Problem

Unfälle im Kindesalter führen in ca. 10 % zu nicht erkannten Claviculafrakturen. Durch fehlende Immobilisation des Schultergelenks kann es zu einer vermehrten Kallusbildung bei Claviculafrakturen kommen. Dies kann gelegentlich zu einer Kompression der darunterliegenden Strukturen wie Gefäße und Nerven führen (Abb. 1).

Lösung und Alternativen

Claviculafrakturen sind lokalisiert am sternalen Ende (15 %), in der Claviculamitte (35 %), am akromialen Ende (50 %). Sechzig Prozent aller Claviculafrakturen ereignen sich bei Kindern unter zehn Jahren. Während Grünholzfrakturen bei Kindern unter zehn Jahren am häufigsten vorkommen, überwiegen die kompletten Frakturen bei Kindern und Jugendlichen über zehn Jahre. Die Häufigkeit geburtstraumatischer Claviculafrakturen liegt bei 1,7 %. Wichtig ist die Diagnosestellung:

1. Geburtstraumatische Claviculafrakturen bleiben in 20 % unerkannt, da sie asymptomatisch verlaufen. Es gehört daher zu der Fünf-Minuten-Untersuchung im Kreißsaal und zum Ausschluss von Ösophagus- und Analatresien immer ein digitales Abtasten der Clavicula. In diesen Fällen kann man dann die Instabilität und die Crepitatio der Clavicula

Claviculafraktur

◘ Abb. 1

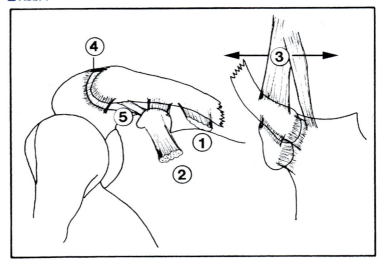

Dislokation der Fragmente mit Stufenbildung bei einer Claviculafraktur. Durch die Zugkraft des Musculus subclavius wird das distale Fragment nach kaudal gezogen. Durch die Zugrichtung des Musculus sternocleidomastoideus wird das proximale Fragment nach kranial gezogen. 1 = Musculus subclavius, 2 = Musculus pectoralis minor, 3 = Musculus sternocleidomastoideus Pars sternalis; 4 = Ligamentum acromioclaviculare, 5 = Ligamentum coracoacrominale

im Falle einer Fraktur feststellen und tasten. Geburtstraumatische Claviculafrakturen sind meist komplette Frakturen und keine Grünholzfrakturen. Bei Neugeborenen und bestehender Claviculafraktur besteht in der Regel eine Dislokation der Fragmente mit einer typischen Stufenbildung und nicht so sehr mit einer Knickbildung. Dies ist in erster Linie durch die Zugkraft des Musculus subclavius bedingt und durch die noch recht schwache Ausbildung des Musculus sternocleidomastoideus, der im späteren Alter eine Fragmentdislokation bewirkt.
2. Druckschmerzhaftigkeit beim Abtasten der Clavicula.

3. Das subjektive Beschwerdebild ist meist gering, so dass es häufig keine Veranlassung gibt, zum Arzt zu gehen bzw. konsequenterweise ein Röntgenbild anzufertigen.
4. Das Röntgenbild zeigt bei bestehender Grünholzfraktur oder kompletter Fraktur die genaue Lokalisation der gebrochenen Clavicula.
5. Grünholzfrakturen werden häufiger übersehen als komplette Claviculafrakturen mit Dislokalisation und deutlich sichtbarer Vorwölbung im Unterhautgewebe.
6. Der Nachweis von Frakturen im mittleren Drittel der Clavicula lässt sich meist eindeutig feststellen, Frakturen am medialen und lateralen Ende machen jedoch Spezialaufnahmen notwendig.

Bei der Behandlung ist auf folgendes zu achten: Die Immobilisation der Fraktur besteht in einem sogenannten Rucksackverband, der für 14 Tage belassen wird. Man kann anstelle des Rucksackverbandes auch einen immobilisierenden Oberarmverband im Sinn eines Desaultverbandes anlegen. Der Rucksackverband muss täglich von den Eltern überprüft und nachgezogen werden, damit das Schultereckgelenk nach rückwärts gezogen und somit eine Reposition der Fragmente unter gleichzeitigem Kontakt erzielt wird. Sensibilität, Motilität und Durchblutung der Finger sind jeden Tag zu überprüfen.

Die posttraumatisch auftretende, oft massiv sich entwickelnde Kallusbildung, die zunächst einen reparativen Vorgang des Organismus zur Konsolidierung der Fraktur darstellt, wird innerhalb von sechs bis zwölf Monaten komplett wieder abgebaut. Diese Zusammenhänge muss man den Eltern sagen, da es sonst zu Irritationen von Seiten der Eltern im Hinblick auf die eingeschlagene Therapie kommen kann.

Bei älteren Kindern über zehn Jahren und erheblicher Fehlstellung der Fragmente ist in einer kurzen Narkose eine Reposition bzw. eine geschlossene Readaptation der Fragmente notwendig.

Eine offene Reposition von Claviculafrakturen ist bei Kindern in den allermeisten Fällen nicht indiziert. Die einzige Indikation besteht bei Verletzungen und Kompressionen des Plexus brachialis bzw. der Arteria und der Vena subclavia.

Wenn nach einem Jahr nach erlittener Claviculafraktur immer noch eine ganz erhebliche Fehlstellung der Claviculaenden besteht, so ist in diesen Fällen eine Freilegung der Clavicula indiziert; der Knochen ist an der Frakturstelle zu durchtrennen und die beiden Claviculafragmente sind über eine Mehrlochplatte in achsengerechte Position zu bringen und zu verschrauben.

In 10 % der Fälle besteht eine Impression von Gefäßen und Nervenfasern. Hier besteht dann eine dringliche Indikation, die Fragmente zu heben und in anatomisch gerechter Position über ein schmales Osteosyntheseplättchen zu immobilisieren.

Die Häufigkeit, dass die Claviculafraktur nicht knöchern ausheilt, liegt zwischen 0,8 % und 3,7 %.

Eine Osteomyelitis kann auftreten, wenn im Körper Bakterien vorhanden sind, und gleichzeitig ein massives Hämatom im Frakturspalt vorliegt.

Eine traumatisch bedingte Durchtrennung des sternalen Endes der Clavicula aus der Verankerung des Manubriums ist selten. Ebenso selten sind Frakturen des lateralen Claviculaendes. Sie resultieren durch direkte Gewalteinwirkung auf die Clavicula. Diese Fraktur kommt häufiger bei Schulkindern und ältern Kindern im Rahmen von Sportverletzungen vor. Hier kennt man drei verschiedene Verletzungsfolgen:
1. Distorsionen im Bereich des Ligamentum acromioclaviculare,
2. Bandruptur des Ligamentum acromioclaviculare,
3. Ruptur des gesamten ligamentären Apparates: Ligamentum acromioclaviculare, Ligamentum coracoclaviculare.

Weiterführende Tipps

> Bauchtrauma, stumpfes, Pankreasverletzung

Literatur

Bauch J, Halsband H, Hempel K et al. (1998) Manual Ambulante Chirurgie I / II. Gustav Fischer Verlag Ulm, Stuttgart, Jena, Lübeck

Henne-Bruns D, Düring M, Kremer B (2001) Chirurgie. Thieme Verlag, Stuttgart

Hirner A, Weise K (2004) Chirurgie – Schnitt für Schnitt. Thieme Verlag, Stuttgart

Koslowski L, Bushe KA, Junginger T et al. (1999) Die Chirurgie. Schattauer, Stuttgart, New York

Willital GH, Lehmann RR (2004) Chirurgie im Kindesalter. Rothacker Verlag

Dermatose, juckende

C. Rosenfeld

> **Ziel**
> Ziel ist es, den nächtlichen Juckreiz der Neurodermitis zu mindern.

> **Problem**
> Eine Neurodermitis kann, besonders nachts in der Wärme des Bettes, zu erheblichem Juckreiz führen.

Lösung und Alternativen

Besonders bei nässenden Hautveränderungen bietet sich ein fett-feuchter Verband an. Nach Applikation einer fettenden Salbe auf die befallene Haut sollte ein feuchter, nicht nasser Verband angelegt werden. An den Extremitäten können auch feuchte Baumwollsocken, in den Ellenbeugen ein feuchter baumwollener Pulswärmer oder für den Stamm ein feuchter Schlafanzug angezogen werden. Darüber kommt zur Abdeckung trockene Kleidung. Neben einer Kratzbarriere ist besonders der kühlende Effekt gewünscht. Auch baumwollene Trikot-Schlauchverbände, Handschuhe oder Socken der Industrie sind geeignet.

Literatur

Abeck D, Förster-Holst R (2003) Was hilft meinem Kind bei Neurodermitis? Thieme Verlag, Stuttgart

Durchfall, rezidivierender

T. Hoek

Ziel
Vermeidung unnötiger invasiver Diagnostik bei V.a. Malabsorptionssyndrom.

Problem
Häufig – nicht selten auch postenteritisch – treten im Kleinkindesalter persistierende Durchfälle auf, das Befinden ist dabei gut bis leicht reduziert, manchmal kommt es auch zu assoziierten Bauchschmerzen. Gedeihstörungen sind dabei nur sehr selten auszumachen. Das Kind wird zumeist mit der Frage nach einer Nahrungsmittelunverträglichkeit vorgestellt.

Lösung und Alternativen

Vor Eröffnung des großen differenzialdiagnostischen Spektrums der Nahrungsmittelunverträglichkeiten sollte als allererstes die „Getränkeanamnese" erhoben werden.

Stellt sich hierbei heraus, dass in großen Mengen Fruchtsaft oder -schorle konsumiert wird, sollte zunächst ein zweiwöchiger Auslassversuch erfolgen, während dessen nur Wasser getrunken wird. Sollten sich die Stühle hierbei normalisieren, so liegt sehr wahrscheinlich eine Fruktosemalabsorption vor. Ein Atemtest bringt dann die diagnostische Sicherheit und Endoskopie, Blutentnahmen und Allergietestungen können unterbleiben.

Einschlafstörung

T. Hoek

Ziel
Zuverlässige, jederzeit und allerorts anwendbare, nicht pharmakologische Einschlafhilfe für unruhige Kinder.

Problem
Nach einem unruhigen Tag, in neuer, ungewohnter Umgebung oder bei großer Hitze finden Kinder manchmal nur schwer in den Schlaf. Jegliche orale Zufuhr eines schlaffördernden Mittels sollte bei Kindern aber tunlichst vermieden werden, um einem späteren Medikamenten- oder Drogenabusus vorzubeugen.

Lösung und Alternativen

Hier hilft ein bewährtes Hausmittel: Die Nasse-Socken-Einschlafhilfe.

So wird's gemacht: Ein Paar dünne Baumwollsocken in kühles Wasser tauchen, gut auswringen und dem Kind anziehen. Darüber trockene, dickere Baumwollsocken, dann Wollsocken und ab ins Bett!

Dem Körper wird so peripher Wärme entzogen, dies wirkt kreislaufdämpfend und entspannend. Die Sockenschichten können bis zum nächsten Morgen an den Füßen bleiben, die dünnen Socken sollten dann trocken sein.

Alternativ kann auch ein kaltes Fußbad vor dem Schlafengehen durchgeführt werden. Weitere Tipps zu diesem Thema finden sie im unten aufgeführten Hausmittelbuch.

Literatur

Hoek T, Suda D (2002) Sichere Hausmittel für mein Kind. Springer, Berlin Heidelberg New York

Ekzem, nässendes

T. Hoek

Ziel

Eine einfache, überall und jederzeit durchführbare Sofortmaßnahme bei stark juckendem und nässendem Säuglingsekzem.

Problem

Juckende und nässende Ekzeme an den Wangen, in den Knie- und Ellenbeugen sowie im Windelbereich können sehr akut exazerbieren und die betroffenen Kinder und Eltern massiv quälen, zumal die Kinder sich zumeist nicht daran hindern lassen zu kratzen.
Kortisonsalbe und Antihistaminika sind auf Reisen oder des Nachts nicht immer zur Hand und auch nicht immer erwünscht.

Lösung und Alternativen

Lassen Sie die Eltern einen starken schwarzen Tee aufbrühen, er sollte mindestens 30 min ziehen, dann gekühlt und abgegossen werden. Dann Baumwolltaschentücher mit dem Tee tränken, vorsichtig auswringen und direkt auf die wunden, nässenden Hautflächen legen. Alle 30 min wechseln. Wirkt Wunder! Statt schwarzem Tee können auch Stiefmütterchentee, Eichenrindenaufguss oder Hamameliswasser verwendet werden, weitere Hausmittel siehe Literatur.

Literatur

Hoek T, Suda D (2002) Sichere Hausmittel für mein Kind. Springer, Berlin Heidelberg New York

Elektrolytlösung, Applikation

T. Hoek

Ziel

Zufuhr von ausreichend oraler Rehydratationslösung zur Vermeidung einer Exsikkose bei Gastroenteritis.

Problem

Zur oralen Rehydratation nach WHO-Standard angefertigte Elektrolytlösungen haben sich in der Therapie der Gastroenteritis bestens bewährt und bewahren den betroffenen Patienten nicht selten vor der stationären Aufnahme in der Kinderklinik zur parenteralen Flüssigkeits- und Elektrolytsubstitution.
Trotz aller Bemühungen der pharmazeutischen Industrie haben sie jedoch alle einen sehr salzigen Nachgeschmack, was bei Kleinkindern nicht selten zur völligen Verweigerung dieser Lösung mit konsekutivem stationärem Aufenthalt führt.

Lösung und Alternativen

Die Elektrolytlösung wird sehr viel besser akzeptiert, wenn sie (im Kühlschrank) gekühlt und in kleinen Schlucken – wahlweise auch über einen Strohhalm – zugeführt wird.

Liegt allerdings eine „Totalverweigerung" vor, nehme man das Kind in fast liegender, leicht angehobener Rückenlage auf den Schoß und flöße die wichtige Flüssigkeit mit einer 5 ml-Einmalspritze in den Mundwinkel ein (funktioniert sogar bei fest zusammengekniffenen Lippen und zusammengebissenen Zähnen).

Die Flüssigkeit läuft der Schwerkraft folgend zur Rachenhinterwand, wo sofort der Schluckreflex ausgelöst wird. Schon nach kurzer Zeit wird in der Regel die Abwehr geringer, weil das Kind registriert, dass sie nichts bewirkt. Nach einer weiteren Weile merkt das Kind dann, dass es ihm besser geht und ist dann häufig freiwillig bereit die Lösung zu trinken.

Elektrolytlösung, Ersatz

C. Rosenfeld

Ziel
Zuführen von Elektrolyten und Traubenzucker.

Problem
Kinder verweigern oft die kommerziell hergestellten optimalen, von der WHO empfohlenen Elektrolytlösungen wegen ihres Geschmacks. Gelegentlich (am Wochenende oder abends) sind sie auch nicht sofort verfügbar.

Lösung und Alternativen

Eine Alternative für leichtere Fälle von Dehydratation bieten die folgenden Rezepte, die man den Eltern auch ausgedruckt mitgeben kann:
1. Tee mit Mineralwasser (am besten stilles Wasser) kochen, auf 100 ml 1 gehäuften Teelöffel Traubenzucker geben oder
2. ¼ Apfelsaft mit ¾ Mineralwasser (am besten stilles Wasser) mischen, auf 100 ml dieser Mischung 1 gehäuften Teelöffel Traubenzucker geben.

Der Vorteil: Diese Zutaten haben die Eltern meistens zu Hause, so dass man schon am Telefon oder außerhalb der Sprechstunde eine Lösung anbieten kann.

Dieses Rezept ist ein Kompromiss und sicher nicht optimal, reicht aber bei leichteren Fällen von Erbrechen und Durchfall aus.

Weiterführende Tipps

▸ Elektrolytlösung, Applikation

Elterninstruktion

T. Hoek

> **Ziel**
> Leicht verständliche und gut nachvollziehbare Instruktionen für die Eltern des zu behandelnden Kindes, um bestmögliche Kooperation zu erzielen.

> **Problem**
> Ängstliche, panische und überprotektive Eltern stellen oft das größte Hindernis dar, einen vertrauensvollen Kontakt zum Kind aufzubauen und es zur Kooperation zu bewegen.

Szenario 1

Sie wollen Blut abnehmen, impfen oder eine Wunde versorgen. Die Eltern weichen keinen Millimeter vom Kind und bestehen darauf, es bei der geplanten Prozedur auf dem eigenen Schoß zu halten. Sie wissen, dass die geplante Maßnahme so nicht gelingen wird.

Szenario 2

Ein Kind verweigert in panischer Abwehr eine an sich harmlose und schmerzfreie Untersuchung. Mutter oder Vater reden folgendermaßen auf das Kind ein: „Du brauchst wirklich keine Angst zu haben, der Doktor tut dir nichts. Es geht doch ganz schnell und ich bin doch bei dir. Ich pass auf dich auf. Danach gehen wir ganz schnell wieder nach Haus und du kriegst eine große Belohnung!" Währenddessen klammert sich das Kind aber immer fester an Vater oder Mutter, vorsichtige Annäherungsversuche Ihrerseits bergen das Risiko von Tritt- oder Kratzverletzungen. Eine Untersuchung des Kindes ist unmöglich.

Lösung und Alternativen

Szenario 1

Bitten Sie die Eltern zu sich und erklären Sie Ihnen Folgendes: Ich kann Ihren Wunsch, jetzt ganz nah bei Ihrem Kind zu sein und ihm beizustehen, bestens verstehen. Aber Ihr Kind wird Sie so nicht als Beistand erleben: Ich muss Ihrem Kind jetzt nämlich Schmerzen zufügen, und wenn Sie mich daran nicht hindern, wird es sich von Ihnen im Stich gelassen fühlen und Sie als Mittäter empfinden. Besser ist es, wenn ich jetzt zusammen mit meinem geschulten Personal die geplante Maßnahme so effektiv wie möglich durchführe und Sie dann hinterher die Rolle des Retters und Trösters einnehmen."

Szenario 2

Brechen Sie den frustranen Untersuchungsversuch ab und bitten Sie die betreffende Bezugsperson zum Einzelgespräch ohne Kind. Erklären Sie der Mutter, dem Vater oder beiden Folgendes: „Sie haben – natürlich ohne es zu wollen und in bester Absicht – die Angst Ihres Kindes verstärkt und nicht etwa gemindert. Zum einen ist alles, was Sie gesagt haben, dazu angetan, die Befürchtungen des Kindes zu bestätigen oder weshalb müssen Sie sonst „bei ihm" sein, es „beschützen und aufpassen", warum schnell wieder weggehen und warum und wofür gibt es eine Riesenbelohnung? Da muss ja wohl etwas ganz Schreckliches geplant sein!

Aber noch wichtiger als das, was Sie sagen, ist, **wie** Sie es sagen. Ein Kleinkind hört in allererster Linie auf die Satzmelodie. Und wenn diese in tröstender Manier zum Satzende nach unten geht, wird dies so interpretiert, dass die Angst offenbar berechtigt ist, weil Vater oder Mutter trösten. Sagen Sie stattdessen vor dem nächsten Arztbesuch Ihrem Kind, dass Sie jetzt zum Kinderarzt gehen werden. Erklären Sie genau, was der Arzt alles machen wird und achten Sie dabei darauf, dass die Satzmelodie am Satzende nach oben geht, also einen fröhlichen und ermunternden Charakter hat. Machen Sie auch deutlich, dass diese Untersuchung sein muss, ähnlich wie das auch nicht sehr beliebte Zähneputzen und deshalb auch auf jeden Fall stattfinden wird.

In der Untersuchungssituation selbst wiederholen Sie das Angekündigte nochmals mit dem selben Tonfall („Siehst du, jetzt horcht der Arzt dich ab."), so dass das Kind begreift und vertraut, dass das, was Sie angekündigt haben, auch stattfindet – nicht mehr und nicht weniger! Wenn das Kind sich zunächst dennoch sträubt, was vorkommen kann, halten Sie es fest und erinnern es daran, dass dies einfach sein muss, weil es wichtig ist und verkünden am Schluss, dass das schon alles war und doch beileibe nicht so schlimm. Wenn Sie dies einige Male so gemacht haben, ist der Bann gebrochen und Ihr Kind wird sehr gern und stolz zum Arzt gehen, weil es seine Angst überwunden hat."

Weiterführende Tipps

❯ Angst des kranken Kindes; ❯ Arztphobie

Enuresis diurna, Mädchen

T. Hoek

Ziel
Verblüffende Erklärung für Enuresis diurna bei Mädchen.

Problem
Folgende Schilderung sollte Sie hellhörig machen: „Unsere Tochter ist nachts seit längerem trocken. Nur tagsüber merkt sie es einfach nicht. Oft war sie zehn Minuten zuvor auf der Toilette und schon ist das Höschen nass. Sie sagt, sie kann nichts dagegen machen."

Lösung und Alternativen

Lassen Sie sich von dem Mädchen zeigen, wie es auf der Toilette sitzt, wenn es uriniert. Meistens hängt der Po so tief in der Toilettenschüssel, dass der Urin bei der Miktion in die Vagina fließt, es liegt also ein vaginaler Influx vor.

Nachdem das Mädchen wieder aufgestanden ist, tröpfelt der Urin dann, der Schwerkraft folgend, aus der Vagina ins Höschen.

Eine aufrechte Sitzposition bei der Miktion – erleichtert durch einen Klobrillenaufsatz – löst das Problem augenblicklich.

Literatur

Dr. D. Schwarke, Hamburg (persönliche Mitteilung)

Enuresis nocturna, primäre

C. Rosenfeld

Ziel

Markante Punkte in der Sauberkeitsentwicklung können bei den Vorsorgeuntersuchungen abgefragt werden.

Problem

Bei der Vorsorge 7, also im Alter von rund 2 Jahren, merken viele Kinder nach dem Absetzen des Stuhles oder Urins, dass sie eine nasse oder volle Windel haben. Sie verhalten sich anders als sonst oder weisen spontan ihre Mutter darauf hin. Der Abstand vom Absetzen des Stuhles oder Urins bis zum Wahrnehmen der nassen oder vollen Windel wird im Laufe der nächsten 6 Monate immer kürzer, bis das Kind dann endlich schon vor dem Stuhl- und Harnabgang den Drang spürt und sich rechtzeitig meldet.

Mit ungefähr 2½ Jahren beginnen die Kinder in der Regel dann tagsüber sauber zu werden, kurze Zeit später auch trocken.

Bei der Vorsorge 8, also mit ungefähr 4 Jahren, ist die Mehrzahl der Kinder auch nachts schon sicher trocken.

Normalerweise haben dann fast alle Kinder mit 5 Jahren, also bei der Vorsorge 9, eine sichere Kontrolle von Miktion und Stuhlgang. Hier liegt heute die Toleranzgrenze. Über 5 Jahre alte Kinder mit einer Enuresis sollten behandelt werden.

Die Enuresis ist eine Krankheit, von der es mehreren Formen gibt. Es können zahlreiche Faktoren eine Rolle spielen: Erziehung, Schlafverhalten, Genetik, psychische Probleme, eine hormonelle Dysregulation, zerebrale Schäden, Unreife, anatomische Ursachen.

Die häufigste Form der Enuresis, mit der Pädiater in der Praxis konfrontiert werden, ist die primäre isolierte Enuresis nocturna. Nach Olbing handelt es sich um eine Entleerung der Harnblase im Schlaf bei mehr als 5 Jahre alten Kindern.

Lösung und Alternativen

Was geht der Behandlung dieser Form der Enuresis voran? Selbstverständlich geht eine Anamnese voraus mit Fragen nach Entwicklung, Schlafverhalten und den Aktivitäten des Tages, Trinkverhalten und familiärer Disposition, abgesetzten Urinmengen tags und nachts, Drangsymptomen und Haltemanövern, Miktionsabständen und auch Fragen, wann in der Nacht das Kind einnässt. „Die Anamnese ist entscheidend" (Olbing).

Es folgt eine körperliche Untersuchung und eine Harnuntersuchung zum Ausschluss von Harnwegsinfekten, einem Diabetes mellitus oder Diabetes insipitus. Falls Harnwegsinfektionen oder eine sekundäre Enuresis nocturna vorliegen, ist eine Ultraschalluntersuchung der Nieren, Harnwege und Blase notwendig.

Die Therapie richtet sich nach dem Leidensdruck. Am wichtigsten ist es, Mutter und Kind vom Gefühl des Versagens zu befreien und klar zu machen, dass es sich um eine Krankheit handelt, und nicht falsche Erziehung oder böser Wille des Kindes die Ursache sind. Auch ein Hinweis auf eine evtl. familiäre Disposition kann entlastend wirken. Dennoch ist die gelegentlich gesehene Indolenz erstaunlich. Jahrelanges Verschweigen der Krankheit und jahrelanges Tragen von Windeln kommen vor und machen die Krankheit mit jedem Jahr peinlicher. Erst bei anstehenden Klassenfahrten oder Übernachtungen außerhalb des Elternhauses kommt es zu einem Leidensdruck mit einer ultimativen Forderung nach einer sofort wirkenden Therapie.

Genaue Fragen nach dem Schlaf decken in der Mehrzahl der Fälle auf, dass es sich um Tiefschläfer handelt. Sätze wie „Man kann eine Kanone neben dem Bett abschießen" oder „Man kann das Kind aus dem Bett klauen", werden von den Müttern mit Erstaunen und Zustimmung bejaht. Und hier setzt die übliche Behandlung an: Falls der Zeitpunkt des Einnässens beobachtet wurde, kann der Patient regelmäßig immer zur gleichen Zeit unter Zuhilfenahme eines einfachen Weckers von den Eltern geweckt werden. Dabei muss das Kind richtig wach gemacht und dann zur Toilette geschickt werden. Wenn man damit Erfolg hat, ist schon viel gewonnen. Diese Prozedur kann über Tage und Wochen beibehalten werden, bevor man beginnt das Schema etwas abzuändern und das Kind nur wenige Minuten eher zu wecken. Ziel ist es, die Zeit des Schlafes immer länger zu machen.

Eine gewisse Konsequenz und ein Durchhaltevermögen der Eltern sind allerdings erforderlich. In die gleiche Richtung zielt auch ein Blasentraining, bei dem das Kind am Tage unter Beobachtung möglichst lange den Urin anhalten soll, um die Kapazität der Blase zu erhöhen und dann „stotternd" Urin lässt, um den Detrusor zu trainieren.

Ein anderer Ansatzpunkt betrifft den Schlaf. Wenn es gelingt den extremen Tiefschlaf zu vermeiden, gelingt es dem Kind selbst seinen Harndrang zu bemerken und rechtzeitig Wasser zu lassen. Hier bieten sich Methoden an, die den Patienten einem, wenn auch geringen, extremen Tiefschlaf verhindernden Stress aussetzen. Bei der Kalendermethode kann für jede trockene Nacht ein Sternchen oder eine Sonne aufgeklebt werden, für jede nasse Nacht eine Wolke. Man kann den Erfolg dieses Vorgehen noch dadurch verbessern, dass bei einer gewissen vorher festgelegten Zahl von trockenen Nächten ein kleines Geschenk fällig wird, auch dass der Patient seinem Arzt z. B. wöchentlich über seinen Erfolg oder Misserfolg berichtet.

Medikamentös kann die Schlaftiefe mit Analeptika (Imipramin, Tofranil®) beeinflusst werden, diese Methode ist heute wegen der Nebenwirkungen allerdings obsolet. Anticholinergica sind nach Olbing unwirksam.

Akupunktur, Autogenes Training und Psychotherapie bringen in seltenen Fällen Erfolge, da es sich bei der primären Enuresis nicht um ein psychisches Problem handelt.

Am häufigsten wird ein Wecker gegen Enuresis (z. B. Steroenurex®) angewandt, die sogenannte „Klingelhose". Ziel ist es, einen bedingten Reflex herzustellen: Volle Blase-Klingelsignal-Aufstehen. Bei den meisten Kindern kommt man hiermit zum Ziel, wobei auch ein gewisses Durchhaltevermögen und eine genügende Konsequenz der Eltern nötig sind. Denn anfänglich wird durch das Signal eher die restliche Familie geweckt als der tiefschlafende Patient. In diesen Fällen wird empfohlen, den Patienten brutal zu wecken und richtig wach zu machen. Häufig stellt sich nach 4–6 Wochen des Gebrauchs ein dauerhafter Erfolg ein.

In dringenden Fällen (Klassenfahrt!) kann antidiuretisches Hormon (Desmopressin, Minirin®) angewandt werden. Das Medikament wird intranasal als Spray oder oral als Tablette gegeben. Die Wirkung erfolgt sofort. Da bei Absetzen des Medikaments die Enuresis aber wieder eintritt, muss es unter Umständen Wochen und Monate lang gegeben werden, im

Grunde bis der Reflex gereift ist. Die Herstellerfirma empfiehlt eine ausschleichende Dosierung.

Die primäre Enuresis ist ein häufiges Leiden im Kindesalter, das oft verschwiegen wird. Bei einer sachlichen und offenen Besprechung, wird es gelingen, das Vertrauen des Patienten zu gewinnen, die Familie zu entlasten und zu einem Erfolg zu kommen, für den die gesamte Familie dankbar ist. Dies ist eine wahrhaft kinderärztliche Aufgabe.

◘ Abb. 1

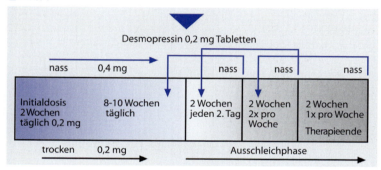

Schema der Desmopressinbehandlung mit ausschleichender Dosierung

Weiterführende Tipps

● Enuresis diurna, Mädchen

Literatur

Bachmann H (2003) Stellenwert der medikamentösen Therapie bei Kindern und Jugendlichen mit nächtlichem Einnässen. Monatsschrift Kinderheilkunde 9:932–937

Gontard A von (2003) Nichtmedikamentöse Therapie der Enuresis nocturna. Monatsschrift Kinderheilkunde 9:938–944

Gontard A von (2003) Psychologisch-psychiatrische Aspekte der Enuresis nocturna. Monatsschrift Kinderheilkunde 9: 944–951

Lettgen B (2003) Klinik und Diagnostik der Enuresis nocturna. Monatsschrift Kinderheilkunde 9:926–931

Olbing H (1993) Enuresis und Harninkontinez bei Kindern. München

Zwick W (2003) Moderne Therapien gegen nächtliches Bettnässen. Kinder- und Jugendmedizin 6:50–51

Epistaxis

C. Rosenfeld

Ziel

Eine für die kinderärztliche Praxis und auch Mütter geeignete Methode der Behandlung von Nasenbluten.

Problem

Nasenbluten kommt im Kindesalter häufig vor, sei es durch mechanische Verletzungen mit dem Finger, durch Unfälle oder durch einen spontanen Einriss von Gefäßen im prall gefüllten oberflächlich liegenden Locus Kieselbachii. Besonders nachts tritt des öfteren Nasenbluten auf, da die Blutgefäße der Nase dann ziemlich weit sind, die Venenwand deshalb dünn ausgezogen ist und nur eine kleine Irritation z. B. durch Umdrehen im Bett zu einem Einriss der Gefäße führen kann mit einem manchmal ganz erstaunlich anmutendem Blutverlust.

Lösung und Alternativen

Bei diesem in der Regel harmlosen Nasenbluten helfen einerseits die bekannten Hausmittel: Ein kaltes Tuch auf Stirn oder Nacken, die reflexiv die Blutgefäße verengen sollen. Uns hat sich folgendes Vorgehen bewährt: Man tränkt einen Wattebausch mit den üblichen Nasentropfen, die Xylometazolin oder ähnlich auf die Gefäße wirksame Substanzen enthalten. Diesen Wattebausch steckt man in die Nase und bringt ihn so an die Stelle der Blutung. Durch die vasokonstriktive Wirkung der Nasentropfen kommt es zu einer Gefäßverengung mit Sistieren der Blutung. Im Handel gibt es ein gleich wirkendes Medikament: Stryph nasal®, ähnlich einem Suppositorium, das in die Nase eingeführt, blutstillend wirkt. Größere, dauerhafte und wiederholte Blutungen gehören selbstverständlich in die Hand des HNO-Fachkollegen.

Literatur

Pirsig W (1989) Nasenbluten. In: Gädeke R (Hrsg) Fragen und Antworten aus der pädiatrischen Praxis von Experten. Hans Marseille Verlag, München, S 216–217

Erbrechen, rezidivierendes, Bauchschmerzen, rezidivierende, Subileus rezidivierender nach Laparotomie / Laparoskopie

G.H. Willital

Ziel

Konservative Behandlung des Subileuszustandes.

Problem

Das Ileusrisiko ist abhängig von der Art der sich gebildeten Briden, der Art und Menge der oralen Nahrungszufuhr und von bestimmten Bewegungsabläufen. Die Häufigkeit von postoperativen Briden liegt bei 0,3 – 18 % (❯ *Abb. 1 und 2*). Auslösende Faktoren können sein: Laparotomien, Laparoskopien, Nahtmaterial am Peritoneum, nicht readaptiertes Peritoneum, Läsionen während der Operation am Peritoneum und am Mesenterium des Dünndarms, nicht verschlossene peritoneale Lücken, der nicht adäquat verschlossene und versenkte Appendixstumpf, iatrogen gesetzte Serosadefekte, Lymphknotenabtragungsstellen, Organbiopsien, konservativ versorgte oder nicht erkannte Organrupturen mit Blutungen nach stumpfem Bauchtrauma, lokale oder diffuse Peritonitis, Exsudat im Bauch nach Lymphadenitis, Appendizitis, Entzündung eines Meckel'schen Divertikels, Pankreatitis und postoperativ nach einem abdominellen Eingriff sowie bei angeborenen und erworbenen Störungen der körpereigenen, abdominellen Fibrinolyse. Deshalb ist die kombinierte Verabreichung von Streptokinase und Streptodornase zur Adhäsionsprophylaxe intraabdominell sinnvoll, ohne, dass es hierbei zu Blutgerinnungsstörungen kommt.

Lösung und Alternativen

Bei einem Bridenileus ist der Darm, meist der Dünndarm, an einer Stelle, seltener an mehreren Stellen eingeengt und komprimiert, manchmal auch

Abb. 1

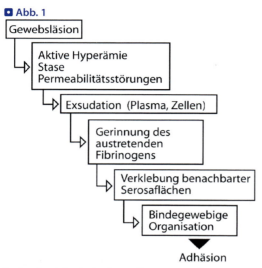

Pathophysiologische Kausalkette von Adhäsionen: Gewebsläsion -› Permeabilitätsstörungen auf der Serosa -› Exsudation von Plasma und Zellen -› Gerinnung des ausgetretenen Fibrinogens zwischen benachbarten Darmschlingen -› Verklebung benachbarter Serosaflächen -› Bindegewebige Organisation der Verklebungen -› Adhäsionen

Abb. 2

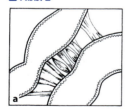 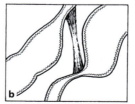 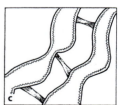

Verschiedene Formen von Adhäsionen: a flächenhaft, b strangförmig, c multipel

◘ Abb. 3

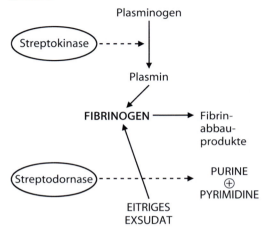

Biochemischer Wirkungsmechanismus. Streptokinase führt als Proaktivator zu einer Umwandlung von Plasminogen in Plasmin. Plasmin wiederum bewirkt einen Abbau von Fibrinogen in Fibrinspaltprodukte und führt dadurch zu einer biochemischen Reduzierung von Verklebungen, Verwachsungen und Bridenbildungen zwischen Darmschlingen untereinander bzw. Darmoberfläche und parietalem Peritoneum. Streptodornase bewirkt eine Auflösung von eitrigem Exsudat in Pyrimidine und Purine

verdreht, abgekippt oder torquiert – ausgelöst durch bindegewebige Briden oft mit kolikartigen Bauchschmerzen.

Der konservative Therapieversuch besteht darin, den gestauten Darminhalt zu verflüssigen und die Darmperistaltik positiv zu beeinflussen. Eine solche Maßnahme ist aber nur erlaubt, wenn kein Ileus vorliegt:

1. Orale Gabe, auch über einen Magenschlauch, von Gastrografin (1 : 5 – 1 : 8 verdünnt), je nach Alter der Patienten zwischen 5 und 20 ml. Dadurch wird auf osmotischem Weg Flüssigkeit in den Darm transportiert; gestauter und verhärteter Darminhalt erfährt eine Lyse, wodurch

der verflüssigte Darminhalt die Engstelle leichter passieren kann. Zusätzlich hat Gastrografin eine milde, peristaltikanregende Wirkung.
2. Feucht-warme Wickel auf das Abdomen applizieren.
3. Bei subileus- oder ileusartigen Zuständen Versuch der Lösung von impaktiertem Stuhl durch einen rektalen Einlauf. Zusammensetzung der Einlaufflüssigkeit: 10 ml Gastrografin, 10 ml Olivenöl, 10 ml Kamillosan und Auffüllen auf 100 ml mit physiologischer, körperwarmer Kochsalzlösung. Je nach Alter der Kinder ist das Volumen des Hebesenkeinlaufes zwischen 250 und 750 ml. Damit kann in ⅔ der Fälle die „Darmunwegsamkeit" wieder beseitigt und damit die Akutsituation gebessert werden. Ernährungsempfehlung: Meidung von obstipierenden Nahrungsmitteln wie Karotten, Bananen und Äpfel.

Kinder, die nach durchgeführten Bauchoperationen zu Briden neigen, sollen folgende Sportarten meiden: Geräteturnen, Springen und Körper-Kampfsportarten mit der Gefahr von Schlageinwirkungen auf das Abdomen. Bei der Ausübung dieser Sportarten kann es zu Verdrehungen und Verschlingungen von Darmsegmenten im Bereich von Briden und Verwachsungssträngen kommen. Oder aber auch zu einem Einreißen mit Blutungen an der Bride am Peritoneum oder an der Darmserosa mit erneuten massiven Verwachsungen.

Weiterführende Tipps

❯ Bauchpalpation; ❯ Obstipation und Diarrhoe

Literatur

Hirner A, Weise K (2004) Chirurgie – Schnitt für Schnitt, Thieme Verlag, Stuttgart

Koslowski L, Bushe KA, Junginger T (1999) Die Chirurgie. Schattauer, Stuttgart, New York

Lentze MJ, Schaub J, Schulte FJ, Spranger J (1997) Pädiatrie. Springer, Berlin Heidelberg New York

Treutner K-H, Schumpelick V (1997) Peritoneal Adhesions. Springer, Berlin Heidelberg New York

Waldschmidt J (1990) Das akute Abdomen im Kindesalter. Edition Medizin, Weinheim

Willital GH, Lehmann RR (2004) Chirurgie im Kindesalter. Rothacker Verlag

Essstörung

T. Hoek

Ziel
Einfache Anleitung zur Selbsthilfe für Eltern, deren Kind „nicht essen will".

Problem
Es ist eine bei den Vorsorgeuntersuchungen U8 und U9 (im Alter von 3–5 Jahren) häufig von den Eltern vorgetragene Sorge, dass das Kind nicht oder nicht ausreichend esse, zudem esse es nur ganz wenige, ausgesuchte Dinge.

Lösung und Alternativen

Zunächst sollten Sie zuverlässig eine somatische Störung ausschließen. Dann bestellen Sie sich die Eltern zum Gespräch ohne Kind und vereinbaren Sie folgende Leitlinien:

1. „Servieren Sie zu den 3 Hauptmahlzeiten gesunde, ausgewogene Mischkost ohne Berücksichtigung von Vorlieben oder Abneigungen Ihres Kindes. Es sollten dabei Gemüse, Obst, Fleisch oder Fisch, Milch- und Getreideprodukte vertreten sein. Als Getränk wird Mineralwasser ohne jeglichen Zusatz angeboten.
2. Dies darf Ihr Kind essen, muss es aber nicht. Essen darf es nur, wenn es dabei am Tisch sitzt.
3. Auf keinen Fall dürfen Sie Ihr Kind bedrängen, bitten, anflehen, ablenken (TV, Kassette, Buch, Spielzeug), mit Belohnungsversprechen versuchen zu bestechen oder gar füttern!
4. Die Mahlzeit dauert 15 bis maximal 20 Minuten, 5 Minuten vor Schluss sagen Sie Ihrem Kind, dass die Mahlzeit in 5 Minuten beendet sein wird und dass es dann erst wieder zur nächsten Hauptmahlzeit etwas zu essen bekommen wird.

5. Dann wird folgerichtig der Tisch abgeräumt – egal, ob und wie viel Ihr Kind gegessen hat. Auch wenn es jetzt erklärt, dass es essen wolle.
6. Wenn Ihr Kind gut oder ausreichend gegessen hat, darf es Zwischenmahlzeiten bekommen, wenn es danach verlangt: zunächst ein Stück Obst oder einen (echten) Jogurt, danach auch mal eine kleine Süßigkeit. Als Getränk weiterhin nur Wasser anbieten, keine Schorle.
7. Wenn Ihr Kind nicht oder mangelhaft gegessen hat, gibt es bis zur nächsten Hauptmahlzeit unter Berufung auf die vergangene Mahlzeit, wo ja Gelegenheit zum Essen bestand, nichts. Dies bedeutet im Einzelnen auch, dass Sie die Ihrem Kind beim Einkaufen angebotenen Kleinigkeiten (Wurstscheiben, Traubenzucker, Brötchen usw.) höflich aber bestimmt ablehnen, das gilt auch für Angebote von anderen Müttern oder Großeltern. Wenn Ihr Kind Durst hat, darf es Wasser trinken.
8. Bei der nächsten und den folgenden Hauptmahlzeiten wird exakt nach dem oben skizzierten Schema verfahren.
9. Wichtig hierbei ist, dass alle Bezugspersonen sich bezüglich des Vorgehens einig sind und gleichermaßen verfahren. Wichtig ist ebenfalls, dass der jeweils angeschlagene Ton ruhig, sachlich, freundlich aber konsequent ist.
10. Ich als Kinderarzt biete an, dieses Vorgehen medizinisch zu begleiten und durch regelmäßige Kontrolluntersuchungen sicherzustellen, dass Ihr Kind keinen Mangel erleidet."

Wenn die Familie nicht in der Lage ist, diese Leitlinien umzusetzen, liegt zumeist eine tiefergreifende Interaktionsstörung vor. In diesen Fällen sollte ein erfahrener Kinder- und Jugendtherapeut hinzugezogen werden.

Literatur

Kast-Zahn A, Morgenroth H (1999) Jedes Kind kann richtig essen. Oberstebrink Verlag

Frakturen-Konsolidationszeit

G.H. Willital

Ziel
Vermeidung von Refrakturen oder Pseudarthrosen nach Frakturbehandlung mit immobilisierenden Verbänden (Gips, Scotchcast etc.).

Problem
Wenn nach einer Fraktur, die reponiert und immobilisiert wurde, eine zu frühe Belastung eintritt, kann es zu einer erneuten Fraktur oder zu einem Falschgelenk (Pseudarthrose) kommen.

Lösung und Alternativen

Wichtig ist die Beachtung und Einhaltung verschiedener Konsolidierungszeiten bei kindlichen Frakturen (*Tab. 1*).

Röntgenkontrolluntersuchungen sollen nach Ruhigstellung jeweils nach 1, 3, 7, 14 und 21 Tagen sowie vor Entfernung des immobilisierenden Verbandes vorgenommen werden. Die letzte Untersuchung lässt sich auch durch eine Ultraschalluntersuchung vor oder nach Entfernung des immobilisierenden Verbandes ersetzen. Nach Abschwellung des Weichteilgewebes hat der entsprechende Körperabschnitt relativ viel Spiel und Platz innerhalb des immobilisierenden Verbandes. Dies kann dann sekundär zu einer Verschiebung und zu einer sekundären Fehlstellung oder einer Pseudarthrose kommen. Daher ist entweder der aufgeschnittene Gips durch zirkuläre Bindenlagen aus dem gleichen Stoff, aus dem der stabilisierende Verband hergestellt wurde, zu schließen oder ein neuer, eng anliegender, stabilisierender Verband anzulegen. Pseudarthrosen entstehen, wenn zu früh belastet wird und Bewegung im zu weit gewordenen „Gipsverband" erfolgt. Hier ist dann eine Operation indiziert.

Tab. 1

Konsolidationszeit von Frakturen der oberen und unteren Extremität

Konsolidationszeit bei Frakturen der oberen Extremität	
Humerus	40–45 Tage
Distaler Humerus / suprakondilär	30–33 Tage
Radius / Ulna	45–50 Tage
Handwurzelknochen	80–90 Tage
Phalangen	21–25 Tage
Konsolidationszeit bei Frakturen der unteren Extremität	
Hüftkopf, Schenkelhals	90–145 Tage
Femurmitte	80–90 Tage
Distaler Femur, proximale Tibia / Fibula	50–60 Tage
Tibia / Fibulamitte	60–70 Tage
Distale Tibia / Fibula	40–45 Tage
Mittelfuß / Phalangen	21–25 Tage

Hinweise: Nach Anlegung eines stabilisierenden Verbandes ist die entsprechende Extremität hochzulagern, um eine im Verband auftretende Störung des venösen Rückflusses mit sekundärer arterieller Durchblutungsstörung zu vermeiden (z. B. Zyanose oder Ischämie von Fingern oder Zehen). Tritt ein solcher Verlauf ein, so ist entweder der gesamte Verband bis auf die letzte zirkuläre Verbindung zu spalten oder ein neuer immobilisierender Verband anzulegen.

Weiterhin ist auf ein sogenanntes Kompartmentsyndrom zu achten, das durch gesteigerten Ödem- und Gewebsdruck zu sensiblen, sensorischen Störungen und zu Durchblutungsstörungen führen kann. Auch hier ist ein stabilisierender Verband zu lockern oder aber operativ in Narkose eine Faszienspaltung oder Gefäßfreilegung mit Absaugen des Frakturhämatoms durchzuführen.

Weiterführende Tipps

◆ Schädel-Hirntrauma; ◆ Claviculafraktur

Literatur

Bauch J, Halsband H, Hempel K et al. (1998) Manual Ambulante Chirurgie I / II. Gustav Fischer Verlag Ulm, Stuttgart, Jena, Lübeck

Henne-Bruns D, Düring M, Kremer B (2001) Chirurgie Thieme Verlag, Stuttgart

Hirner A, Weise K (2004) Chirurgie –Schnitt für Schnitt. Thieme Verlag, Stuttgart

Koslowski L, Bushe KA, Junginger T et al. (1999) Die Chirurgie. Schattauer, Stuttgart, New York

Willital GH, Holzgreve A (2005) Definitive Chirurgische Erstversorgung, Walter de Gruyter Verlag, Berlin, 6. Aufl

Fremdkörper, aspirierte

G.H. Willital

Ziel
Frühzeitiges Erkennen eines aspirierten Fremdkörpers im Bronchialsystem und endoskopische Entfernung.

Problem
Bei akut auftretenden respiratorischen Störungen kann es sich um eine Fremdkörperaspiration (Erdnüsse, Kügelchen etc.) handeln. Sie rutschen meist in den rechten Hauptbronchus. Hastiges Trinken kann bei gastroösophagealem Reflux zur Aspiration führen.

Lösung und Alternativen

Es sollen keine „blinden Extraktionen" durchgeführt werden, da sonst der Fremdkörper weiter in das tracheobronchiale System vorgeschoben werden kann (❯ Abb.1).

Eine Röntgenübersichtsaufnahme des Thorax kann einen Hinweis auf eine derartige Aspiration durch Verlegung eines Lappenbronchus sichtbar machen: in Form einer streifenförmigen, keilförmigen Verschattung.

Als Vorbereitung für eine Tracheobronchoskopie sollten eine medikamentöse Sedierung, Sauerstoffgabe und keine weitere Nahrungszufuhr erfolgen.

Beim Atemnotsyndrom ist eine dringliche, notfallmäßige Verlegung in ein Krankenhaus gegeben. In der Zwischenzeit kann der sogenannte Heimlich-Handgriff (Heimlich-Manöver) angewendet werden: Der Thorax wird von einer Person von hinten umfasst und es erfolgt mit den Händen zwischen Nabel und Prozessus xiphoideus mehrmals eine in kaudokranialer Richtung durchgeführte Kompression. Bei Säuglingen oder Kleinkindern erfolgt in Kopf-Tieflage ein Klopfmanöver auf den Thorax mit der flachen

Hand zwischen den Schulterblättern, um dadurch den Fremdkörper aus dem tracheobronchialen System herausrutschen zu lassen.

Bei Dyspnoe und Zyanose ist immer notfallmäßig eine schnelle Klinikverlegung indiziert. In der Zwischenzeit soll rektal eine Sedativum verabreicht und für Sauerstoffversorgung gesorgt werden.

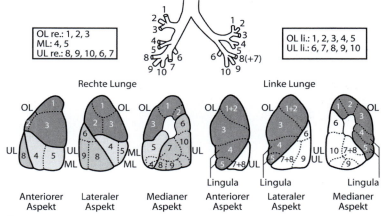

Überblick auf das Bronchialsystem und die Lungenlappen

Weiterführende Tipps

> Fremdkörper, Nase

Literatur

Bauch J, Halsband H, Hempel K et al. (1998) Manual Ambulante Chirurgie I / II. Gustav Fischer Verlag Ulm, Stuttgart, Jena, Lübeck

Henne-Bruns D, Düring M, Kremer B (2001) Chirurgie Thieme Verlag, Stuttgart

Hirner A, Weise K (2004) Chirurgie – Schnitt für Schnitt. Thieme Verlag, Stuttgart

Koslowski L, Bushe KA, Junginger T et al. (1999) Die Chirurgie. Schattauer, Stuttgart, New York

Willital GH, Holzgreve A (2005) Definitive Chirurgische Erstversorgung, Walter de Gruyter Verlag, Berlin, 6. Aufl

Fremdkörper, Nase

T. Hoek

> **Ziel**
> Nicht-invasive und schmerzfreie Entfernung von Fremdkörpern in der Nase ohne Narkose.

> **Problem**
> Kindliche Neugier und Experimentierfreude führen immer mal wieder dazu, dass Fremdkörper unterschiedlichster Materialbeschaffenheit und Form aus der Nase entfernt werden müssen.

Lösung und Alternativen

Bei zu hoch oder zu fest sitzenden Fremdkörpern sollte ohne Umschweife in eine HNO-Ambulanz überwiesen werden. Erscheint die Entfernung aber machbar und aussichtsreich, so sollte zunächst ein Vasokonstriktivum zur Schleimhautabschwellung (z. B. Ephedrin oder Xylometazolin) lokal appliziert werden. Sodann richtet sich die Wahl des Verfahrens ganz nach der Beschaffenheit des Fremdkörpers.

Am einfachsten lassen sich Nasenfremdkörper durch Erhöhen des Drucks in den oberen Nasenwegen nach Verschluss des nicht betroffenen Nasenlochs entfernen. Zu diesem Zweck kann man – nach vorheriger Instruktion des Kindes – einen Niesanfall mit Hilfe von Pfefferpulver induzieren.

Runde Gegenstände, die nur schwer mit der Pinzette zu greifen sind, können auch abgesaugt werden. Erforderlich ist hierfür ein Absauggerät, das einen negativen Druck von 100–140 mmHg erzeugen kann.

Runde, glatte Fremdkörper (Erbsen, Bohnen, Glasmurmeln) können oft auch erfolgreich mit einer Hummer- oder Austernzange extrahiert werden, da diese kleine Greifzähne besitzen.

Runde, trockene und weiche Gegenstände lassen sich auch mit Hilfe eines auf ein Stäbchen aufgetragenen Sekundenklebers entfernen. Voraussetzung sind gute Sichtverhältnisse und gute Patientencompliance, um Schleimhautkontakte zu vermeiden.

Liegt der Nasenfremdkörper an einer für starre Instrumente unzugänglichen Stelle, kann ein Extraktionsversuch mit einem Ballonkatheter unternommen werden. Dieser wird in unentfaltetem Zustand hinter den Fremdkörper eingeführt, entfaltet und dann vorsichtig gemeinsam mit diesem herausgezogen.

Eine äußerst elegante Methode zur Entfernung nasaler Fremdkörper kommt aus Afrika: Dort pusten die Mütter aus Leibeskräften in den Mund ihres Kindes und drücken die fremdkörperfreie Nasenmuschel gegen das Septum. Durch den Luftdruck wird der Fremdkörper ins Freie befördert – ich konnte mich selbst im Notdienst von der Effektivität dieser Methode überzeugen!

Literatur

Davies P, Benger JR (2000) J Accid Emerg Med 17:91–94

Fremdkörper, verschluckte

G.H. Willital

Ziel
Vermeidung von Komplikationen wie Aspiration, Perforation, Blutungen.

Problem
Zunächst ist herauszufinden, ob Flüssigkeiten (Laugen, Säuren) oder feste Fremdkörper (Batterien) verschluckt wurden.

1. Verschluckte Flüssigkeiten: meist bei Kindern unter 5 Jahren. Am häufigsten (70 %) alkalische Substanzen z. B. Reinigungsmittel. Sie sind geschmacksneutral, so dass hiervon meist mehr getrunken werden muss, um entsprechende Symptome auszulösen. Säurehaltige Reinigungsmittel dagegen schmecken häufig bitter. Laugen rufen Kolliquationsnekrosen hervor, die tief in die Wandschichten von Ösophagus und Magen reichen. Säuren verursachen mehr oberflächliche Koagulationsnekrosen. Nicht immer sind Ätzspuren an Lippen, Zunge und Mundhöhle sichtbar.

2. Verschluckte Fremdkörper: Sie können zunächst an den drei anatomischen Engen der Speiseröhre hängen bleiben. Ösophagusenge I: obere Enge im Bereich des Ringknorpels; Ösophagusenge II: mittlere Enge im Bereich des Aortenbogens und der Bifurcatio der Trachea; Ösophagusenge III: untere Enge im Bereich des Zwerchfells. Gefährdet sind Kinder mit einer operierten Ösophagusatresie, einer Ösophagusstenose oder einer Sphinkterachalasie. Kinder verschlucken am häufigsten: Münzen, Batterien, Nadeln, Spielzeugteile, Fleisch- oder Wurststücke. Leitsyptome sind: akutes Würgen und Luftnot. Circa 15 % der Kinder haben keine Symptomatik trotz eines steckengebliebenen Fremdkörpers in der Speiseröhre.

Lösung und Alternativen

Verschluckte Flüssigkeiten

Wichtig ist zunächst, dass die Eltern die Originalflasche mitbringen, so dass in Rücksprache mit einer Vergiftungszentrale das weitere Vorgehen besprochen werden kann. Die Indikation zur Endoskopie soll möglichst 6–24 h nach dem Ereignis erfolgen. Bei einer frühzeitigen Endoskopie zeigt sich nicht der komplette Schaden, bei einer zu späten Endoskopie kann das Risiko einer Perforation durch die Endoskopie erhöht werden. Die Endoskopie ermöglicht eine Beurteilung der Verätzungsgrade 1–3:

Verätzungsgrad 1
Erythem und Ödem. Klinische Kontrolle des Kindes über einen Zeitraum von 1–2 Tagen, flüssige bis breiige Kost, keine endoskopische Nachkontrolle.

Verätzungsgrad 2
Schleimhautläsionen, Ulzerationen, oberflächliche Nekrosen, keine zirkulären Schleimhautveränderungen. Therapie siehe unter Verätzungsgrad 3.

Verätzungsgrad 3
Tiefe, ausgedehnte Ulzerationen und Nekrosen, zirkumferentielle Schleimhautveränderungen. Dieser Verätzungsgrad macht eine parenterale Ernährung notwendig und zusätzlich eine Antibiotikatherapie, eine analgetische Therapie, eine Prednisolontherapie über 3 Wochen (1–2 mg/kg/d), eine säuresuppremierende Therapie sowie eine Kontroll-Endoskopie nach 2–3 Wochen und eine Röntgenkontrastdarstellung der Speiseröhre.

Verschluckte Fremdkörper

In der Speiseröhre festsitzende Fremdkörper, insbesondere Batterien und spitze Gegenstände stellen eine endoskopische Notfallsituation dar, da hier eine Perforation droht. Emetika sind kontraindiziert wegen der Möglichkeit einer Aspiration. Nach Eintritt in den Magen besteht außer bei Batterien und offenen Sicherheitsnadeln kein Handlungsbedarf. Neunzig Prozent davon gehen via naturalis ab. Sie bereiten nur selten Probleme nach Abgang über den Pylorus, und nach Passage über die Ileozökalgegend. Bei verschluckten Münzen kann ca. 1 Woche gewartet werden (Drucknekrosen), dann sollte eine endoskopische Entfernung der Münzen erfolgen. Batterien sollten nach spätestens 48 h aus dem Magen entfernt werden.

Eine frühzeitige Endoskopie ist bei verschluckten Batterien und spitzen Fremdkörpern gegeben, um Aspirationspneumonien, Mediastinitis, Magenperforationen und Blutungen zu vermeiden. Bei verschluckten Flüssigkeiten ist eine Endoskopie 6–24 h nach dem Zwischenfall empfehlenswert, um die Folgen und den Grad der Ösophagusveränderungen und die damit zusammenhängende Therapie festzulegen.

Weiterführende Tipps

> Fremdkörper, verschluckte metallische

Literatur

Bauch J, Halsband H, Hempel K et al. (1998) Manual Ambulante Chirurgie I / II. Gustav Fischer Verlag Ulm, Stuttgart, Jena, Lübeck

Henne-Bruns D, Düring M, Kremer B (2001) Chirurgie Thieme Verlag, Stuttgart

Hirner A, Weise K (2004) Chirurgie – Schnitt für Schnitt. Thieme Verlag, Stuttgart

Koslowski L, Bushe KA, Junginger T et al. (1999) Die Chirurgie. Schattauer Stuttgart, New York

Willital GH, Holzgreve A (2005) Definitive Chirurgische Erstversorgung, Walter de Gruyter Verlag, Berlin, 6. Aufl

Fremdkörper, verschluckte metallische

T. Hoek

Ziel
Orientierender Nachweis verschluckter metallischer Fremdkörper; Ersparnis überflüssiger Röntgendiagnostik.

Problem
Die meisten im Kindesalter verschluckten Fremdkörper sind metallischen Ursprungs (Münzen, Schmuck, Batterien, Nadeln, Büroklammern usw.). Meistens besteht Unklarheit darüber, ob überhaupt eine Ingestion stattfand, da der Vorgang selbst nicht beobachtet wurde. In diesen Fällen ist es gängige Praxis eine Röntgen-Übersichtsaufnahme von Thorax und Oberbauch zu erstellen.

Lösung und Alternativen

Mit einem leistungsfähigen Metallsuchgerät (z. B. „DMO 10" von Bosch) können Münzen, Büroklammern und sonstiges Kleinmaterial über eine Entfernung von 4 cm sicher nachgewiesen werden. Diese Entfernung reicht aus, um in der Altersgruppe von 1–3 Jahren alle Regionen des Bauches zu untersuchen, wenn dabei die Bauchdecke komprimiert wird. Das Gerät erlaubt zudem die Messung der Distanz zum Fremdkörper.

Bei positivem Untersuchungsbefund kann die Indikation zur Endoskopie gegeben sein, im Zweifelsfall kann nun gezielte Röntgendiagnostik erfolgen.

Literatur

Heller K (2001) Ortung von verschluckten metallischen Gegenständen. Pädiat Prax 59:65

Fremdkörperentfernung, Haut

C. Rosenfeld

Ziel
Schonende Entfernung von Splittern aus der Haut, insbesondere aus dem Finger.

Problem
Die übliche Entfernung von Holzsplittern aus der Haut mittels Nadel ist schmerzhaft. Sie wird meist vom Kind abgelehnt.

Lösung und Alternativen

Bewährt hat sich das Baden in Seifenlauge. Billige Seife, auch Schmier- oder Kernseife, wird in möglichst warmem (so warm wie das Kind noch toleriert) Wasser aufgelöst. Dann werden Hand oder Finger ca. 20 min oder länger darin gebadet, bis die Haut leicht mazeriert aussieht (Hand einer Waschfrau). Nach solch reichlichen Baden geht der Splitter spontan heraus oder zumindest soweit, dass er mit einer Pinzette gefasst werden kann.

Unsere Methode bei Holzsplittern im Finger: Man nehme einen Gummi- oder Plastik-Handschuh, von dem man einen Finger abschneidet, oder einen Plastikfingerling, wie er für die rektale Untersuchung gebräuchlich ist, bringe ein Stück klatschnasse Watte herein und ziehe diesen Fingerling über den Finger mit dem Splitter. Dann muss der Fingerling mit Leukoplast® so abgeklebt werden, dass eine dichte feuchte Kammer entsteht. Nachdem man eine Nacht den Finger in dieser feuchten Kammer gehalten hat, hat sich der Splitter aus der Haut gelöst.

Auch Splitter, die unter dem Fingernagel sitzen, können so entfernt werden. An anderen Hautstellen, für die ein Fingerling nicht geeignet ist, kann versucht werden, eine feuchte Kammer mit feuchter Watte durch Abkleben mit einer wasserdichten Plastikfolie zu erzeugen. Wichtig ist immer eine ausreichende Feuchtigkeit.

Falls Baden und feuchte Kammer nicht möglich sind, sollte man den Splitter mit einem Emla®-Pflaster abkleben und dann den Splitter nach einstündigem Einwirken schmerzlos mit einer Nadel konventionell entfernen.

Abb. 1

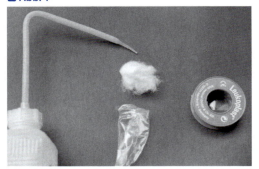

Nötige Hilfsmittel für die Fremdkörperentfernung am Finger

Abb. 2

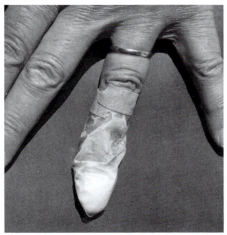

Die feuchte Kammer

Abb. 3

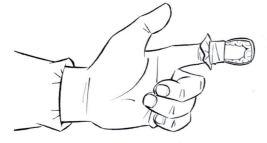

Die feuchte Kammer schematisch dargestellt

Fremdkörperentfernung, Ohr

C. Rosenfeld

Ziel
Schonende Entfernung von Fremdkörpern oder Cerumen aus dem Ohr.

Problem
Zur Entfernung von ins Ohr eingebrachten Fremdkörpern wird häufig zuerst der Kinderarzt aufgesucht. Fremdkörper oder auch festsitzendes Cerumen können meist ohne Schwierigkeiten in der Kinderarztpraxis entfernt werden.

Lösung und Alternativen

Für den Kinderarzt bietet sich anders als für den HNO-Arzt die Spülung an. Spezielle „automatische" Ohrenspritzen mit einer Rückholfeder und selbstansaugenden Ventilen und verschiedenen Ansatzstücken sind im Handel erhältlich. Bewährt hat sich, der Spülflüssigkeit etwas rückfettenden Badezusatz beizugeben, damit die Spritze „wie geschmiert" läuft. Zudem werden der Gehörgang und das Trommelfell nicht völlig entfettet.

Das Abstützen der haltenden Hand am Kopf des Patienten ist unbedingt erforderlich, damit es nicht bei unvorhergesehenen Bewegungen des Kindes zu Trommelfellverletzungen kommt. Eine Hilfsperson ist in der Kinderarztpraxis sicher notwendig.

Elegant und einfach lässt sich mit einer Munddusche spülen; Gummibällchen tun es natürlich auch.

Vorheriges Einbringen von Otowaxol® weicht Cerumen auf und erleichtert die Entfernung mittels Spülung. Einige Kollegen setzen der Spülflüssigkeit Tenside (Spülmittel) als Fettlöser bei.

Weiterführende Tipps

❯ Fremdkörper, aspirierte; ❯ Fremdkörper, Nase; ❯ Fremdkörper, verschluckte; ❯ Fremdkörper, verschluckte metallische; ❯ Fremdkörperentfernung, Haut

Guthrie-Screening

T. Hoek

Ziel
Eine elegante Methode, zielsicher ausreichend Material für das Neugeborenen-Stoffwechselscreening zu gewinnen.

Problem
Die Gewinnung von Kapillarblut aus der Ferse des Neu- oder Frühgeborenen gestaltet sich häufig, insbesondere bei schlechter Mikrozirkulation und abwehrendem Säugling, ausgesprochen mühsam. Das Resultat ist nicht selten ein völlig verschmiertes und dennoch nicht genügend durchtränktes Guthriekärtchen.

Lösung und Alternativen

Mit einer (gelben) 1er Kanüle wird eine Vene punktiert. Das Blut lässt man in einen sauberen Dosierlöffel für Medikamente tropfen (10 Tropfen reichen und sind in Sekundenschnelle gewonnen).

Sodann wird das Blut mittels des Kanülenkonus oder der Kanülenhülse auf die dafür vorgesehenen Felder des Guthriekärtchens gestempelt.

Zusatztipp: Bei zu erwartender hoher Viskosität des Blutes (Plethora; kleine Frühgeborene), empfiehlt es sich, den Konus durch mehrmaliges Verbiegen von der Nadel abzubrechen. So wird das ärgerliche Gerinnen des langsam fließenden Blutes im Konus vermieden. Stattdessen perlt das Blut zügig in kleinen Tropfen direkt aus dem Lumen der Nadel hervor.

Halsfistel, laterale

G.H. Willital

Ziel

Genaue Untersuchung des Halses nach Schwellungen, punktförmigen Öffnungen oder Entzündungen. Bei dieser Untersuchung ist es wichtig, auf diese äußeren Veränderungen zu achten und eine Fehldiagnose von existierenden lateralen Halsfisteln zu vermeiden.

Problem

Bei lateralen Halsfisteln handelt es sich um Halsfisteln, die vom 2. oder 1. Kiemengangsbogen herrühren. Ihre Öffnungen zur äußeren Haut liegen präaurikulär bzw. im Bereich der Vorderseite des Musculus sternocleidomastoideus. Laterale Halsfisteln haben ihren Ursprung von der Fossa supratonsillaris. Sie verlaufen dann bogenförmig über den Nervus hypoglossus und hinter dem Musculus digastricus. Ihr weiterer Verlauf nach distal liegt zwischen der Arteria carotis interna und externa und auf der Arteria thyreoidea superior (❯ *Abb. 1*). Der Gang der Fistel kommt an der Vorderseite des Musculus sternocleidomastoideus im distalen Abschnitt des Halses zum Vorschein.
Die wichtigsten Erkennungsmerkmale sind:
- Fistelöffnungen kommen häufiger vor als Zysten.
- Alle derartigen Öffnungen sind bei der Geburt vorhanden.
- Zysten entwickeln sich immer auf der Basis von Infektionen bei partiellen Obliterationen des Fistelganges und sekundären Abszessbildungen.
- Oft bleiben derartige Öffnungen, wenn sie nicht infiziert sind, unerkannt.
- Häufig werden diese Öffnungen durch Absonderungen erkannt.
- Manifest werden diese Öffnungen oft, weil es zu Infektionen kommt.
- Abszedierende Entzündungen findet man häufiger im Zusammenhang mit Zystenbildungen.
- Eine Kompression um den Fistelgang kann zu einer Flüssigkeitsabsonderung führen.
- Fehlbildungen des ersten Kiemenganges zeigen Öffnungen in der präaurikulären Gegend.

Halsfistel, laterale

- Öffnungen im Bereich der Vorderseite des Musculus sternocleidomastoideus entstehen von Fehlbildungen des zweiten Kiemengangs. Sie kommen häufiger vor als die, die vom ersten Kiemengang ausgehen.
- Fistelverbindungen, die vom dritten Kiemengang ausgehen, sind selten und verlaufen lateral der Arteria carotis und nicht durch die Bifurkatio.

◘ Abb. 1

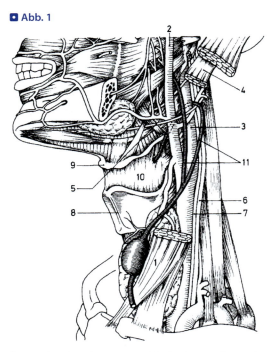

Übersicht über die topographische Anatomie von lateralen Halsfisteln:
1 = Musculus sternocleidomastoideus, 2 = Arteria carotis externa, 3 = Arteria carotis interna, 4 = Musculus digastricus; 5 = Nervus hypoglossus; 6 = Vagus, 7 = Sympathikus, 8 = Cartilago thyreoidea, 9 = Os hyoideum, 10 = Infrahyale Muskulatur, 11 = Unterschiedlicher Verlauf von lateralen Halszysten

Lösung und Alternativen

Entscheidend ist die Diagnose, um Komplikationen wie Infektionen und Abszesse zu vermeiden. Zusammenfassend sind folgende diagnostischen Maßnahmen wichtig:
1. Genaue Inspektion der präaurikulären und prästernocleidomastoidealen Halsregion nach Öffnungen und Entzündungen
2. Genaue Anamnese über Absonderungen aus Öffnungen in diesem Bereich
3. Palpationsbefund: Entleerung von Flüssigkeit entlang der Fistelverbindung durch Palpation am Vorderrand des Musculus sternocleidomastoideus
4. Ulltraschalluntersuchung mit Darstellung eines Fistelganges bzw. einer zystischen Veränderung, erkennbar im Ultraschallbild durch eine gekammerte hypodense (dunkle) Struktur

Eine Übersicht auf 124 behandelte Kinder mit lateralen Halsfisteln zeigt die Lokalisation der Fistelöffnungen und die Häufigkeit vermeidbarer Infektionen (❯ *Tab. 1*).

Weiterführende Tipps

❯ Halszysten, mediane

Literatur

Brewis C, Mahadevan M, Bailey CM (2000) Investigation and treatment of thyroglossal cysts in children. J R Soc Med 93:18–21

Cheren'ko MP (1993) The diagnosis and surgical treatment of a lateral cyst and fistula of the neck. Klin Khir 2:3–6

Civantos FR Jr, Yoskowitch A, Casiano PR (2001) Endoscopic sinus surgery in previously irradiated patients. Am J Otolaryngol 22:100–106

Dedivitis RA, Camargo DL, Peixoto GL et al. (2002) Thyroglossal duct: a review of 55 cases. J Am Coll Surg 194:274–277

Doi O, Hutson MJ, Myers NA et al. (1988) Branchial remnants: A review of 58 cases. J Ped Surg 9:789–792

Horisawa M, Niiomi N, Ito T (1991) Anatomical reconstruction of the thyroglossal duct. J Ped Surg 26:766–769

Kitano H, Fujimura M, Hirano M et al. (2000) Endoscopic surgery for lateral cervical cysts. A report of three cases. Surg Endosc 14:1086

Mahomet A, Youngson Y (1998) Congenital lateral cercial cysts of infancy. J Ped Surg 33:1413–1414

Navas Molinero C, Sendra Tello J, Plaza Mayor G et al. (2000) Thyroglossal Cyst: retrostpective study of 58 cases. Results of the Sistrunk operation. Acta Otorrinolaringol Esp 51:340–347

Pacheco Ojeda L, Caiza Sanchez A, Martinez AL (1999) Thyroglossal duct cysts. Aca Otorrinolaringol Esp 50:531–533

Raffensperger JG (1990) Congenital cysts and sinuses of the neck. In: Raffensperger JG (ed) Swenson's Pediatriy Surgery. CT: Appleton & Lange, Norwalk

Righini CA, Mouret P, Blanchet C et al. (2001) First-intention surgical treatment of thyroglossal duct cysts in children: apropos 99 cases. Rev Laryngol Otol Rhinol 122:159–165

Suzuki N, Tsuchida Y, Kuroiwa M et al. (1998) Prenatally diagnosed cystic lymphangioma in infants. J Pediatr Surg 33:1599–1604

Triglia JM, Nicollas R, Ducroz V et al. (1998) First branchial cleft anomalies: a study of 39 cases and a review of the literature. Arch Otolaryngol Head Neck Surg 124:291–95

Tab. 1

Überblick auf 124 Kinder mit lateralen Halsfisteln: Altersverteilung, Lokalisation sowie Komplikationen. M. st. c. m. = Musculus sternocleidomastoideus, n = Anzahl der untersuchten Kinder

n	Alter	Lokalisation				Komplikationen				Erstoperation im Abszessbereich	Rezidive	
		präauriculär	Vor dem M.st. c.m.	Mitte des M.st. c.m.	Distaler Teil des M.st. c.m.	Läsion N. hypoglossus	Verletzung Arteria carotis	Rezidive			Primär definitive Versorgung im Abszessbereich	Op. im entzündungsfreien Intervall
124	3 Monate bis 14 Jahre	2 %	16 %	66%	16 %	2 %	12 %	12 %		56 %	75 %	12 %

Halszysten, mediane

G.H. Willital

Ziel

Frühzeitiges Erkennen von medianen Halszysten, bevor sie sich infizieren aufgrund ihres Fistelganges, ausgehend vom Foramen caecum der Zunge (Ductus thyreoglossus).

Problem

Ursachen von Schwellungen im Halsbereich können sein:
1. Infektionsbedingt
- abszedierende Lymphadenitis nach Impfungen bzw. Infektionen im Bereich des Halses, des Kopfes und des Gesichtes
2. Traumatisch bedingt
- Hämatome
3. Tumorbedingt
- gutartige Tumoren: Hyperthyreose, Hypothyreose, Schilddrüsenzysten
- Hämangiome, Lymphangiome, zystische Hygrome
- bösartige Tumoren: Neuroblastome, Rhabdomyosarkome, Metastasen
- Schilddrüsentumoren, Nebenschilddrüsentumoren, Thymustumoren
- Morbus Hodgkin
4. Kongenitale Fehlbildungen
- mediane Halszysten, mediane Halsfisteln, Zysten des Ductus thyreoglossus.

Der Ductus thyreoglossus verläuft vom Foramen caecum der Zunge auf das Os hyoideum zu. Er liegt dann entweder oberhalb oder unterhalb des Os hyoideum, er kann aber auch direkt durch das Zungenbein hindurchziehen. Bei fehlender Rückbildung entstehen Zysten des Ductus thyreoglossus. Diese Zysten können an folgenden Stellen lokalisiert sein:
- Am Zungengrund,
- im Mundbodenbereich,
- oberhalb des Zungenbeins,
- im Bereich des Lobus pyramidalis der Schilddrüse,

- in der Fossa suprasternalis.

Leitsymptome sind:
- Rundliche, abgekapselte Schwellungen in der Mitte des Halses bzw. unterhalb des Zungenbeins.
- Zeichen der Entzündung: Rötung, Vorwölbung, Schmerzen, Schluckbeschwerden.
- Halsschwellungen in der Mitte des Halses oberhalb des Zungenbeins sind seltener mediane Halszysten. Man findet hier häufiger Dermoidzysten oder submandibuläre Lymphknotenvergrößerungen. Mediane Halszysten können aufgrund ihrer Verbindung zur Mundhöhle eine bakterielle Infektion aufweisen.

Lösung und Alternativen

Wichtig ist die frühzeitige Diagnose:
1. Deutlich palpable Vorwölbung in der Mittellinie des Halses als umschriebenes zystisches Gebilde
2. Ultraschall: zystisches Gebilde, das gegenüber der Umgebung scharf abgegrenzt ist und mit Flüssigkeit gefüllt sein kann
3. Zeichen einer lokalen Infektion, erkennbar an der Rötung, der Schwellung und der Druckschmerzhaftigkeit. Thermographie und Ultraschallbefund mit zystischem Gebilde.

Die besten Voraussetzungen für eine Operation sind dann gegeben, wenn noch keine Infektion vorliegt. Eine Übersicht auf die Behandlung von 151 Kindern mit einer medianen Halszyste zeigt ❯ *Tab. 1*. Daraus ist ersichtlich, dass sekundär infizierte Halszysten eine schlechte Heilungstendenz und eine größere Rezidivquote haben.

Weiterführende Tipps

❯ Halsfistel, laterale

Literatur

Brewis C, Mahadevan M, Bailey CM et al. (2000) Investigation and treatment of thyroglossal cysts in children. J R Soc Med 93:18–21

Cheren'ko MP (1993) The diagnosis and surgical treatment of a lateral cyst and fistula of the neck. Klin Khir:3–6

Civantos FR Jr, Yoskowitch A, Casiano PR (2001) Endoscopic sinus surgery in previously irradiated patients. Am J Otolaryngol 22:100–106

Dedivitis RA, Camargo DL, Peixoto GL et al. (2002) Thyroglossal duct: a review of 55 cases. J Am Coll Surg 194:274–277

Doi O, Hutson MJ, Myers NA et al. (1988) Branchial remnants: A review of 58 cases. J Ped Surg 9:789–792

Horisawa M, Niiomi N, Ito T (1991) Anatomical reconstruction of the thyroglossal duct. J Ped Surg 26:766–769

Kitano H, Fujimura M, Hirano M et al. (2000) Endoscopic surgery for lateral cervical cysts. A report of three cases. Surg Endosc 14:1086

Mahomet A, Youngson Y (1998) Congenital lateral cercial cysts of infancy. J Ped Surg 33:1413–1414

Navas Molinero C, Sendra Tello J, Plaza Mayor G et al. (2000) Thyroglossal Cyst: retrostpective study of 58 cases. Results of the Sistrunk operation. Acta Otorrinolaringol Esp 51:340–347

Pacheco Ojeda L, Caiza Sanchez A, Martinez AL (1999) Thyroglossal duct cysts. Aca Otorrinolaringol Esp 50:531–533

Raffensperger JG. Congenital cysts and sinuses of the neck. In: Raffensperger JG (ed) Swenson's Pediatriy Surgery. CT: Appleton & Lange, Norwalk

Righini CA, Mouret P, Blanchet C et al. (2001) First-intention surgical treatment of thyroglossal duct cysts in children: apropos 99 cases. Rev Laryngol Otol Rhinol 122:159–165

Suzuki N, Tsuchida Y, Kuroiwa M et al. (1998) Prenatally diagnosed cystic lymphangioma in infants. J Pediatr Surg 33:1599–1604

Triglia JM, Nicollas R, Ducroz V et al. (1998) First branchial cleft anomalies: a study of 39 cases and a review of the literature. Arch Otolaryngol Head Neck Surg 124:291–295

Tab. 1
Überblick auf Altersverteilung, Lokalisation, Häufigkeit und Ursachen von Rezidiven bei medianen Halszysten

n	Alter	Primär infiziert	Perforation nach außen	Lokalisation			Rezidivquote	Analyse der Rezidive			Verwechslung mit Dermoidzyste	Krankenhausaufenthalt	
				Submandibulär	Vor dem Os hyoideum	Suprasternal		Primär infiziert	Fistel zur äußeren Haut	Radikal Op. bei Abzess		Bei nicht infizierter Zyste	Bei infizierter Zyste
151	10 Tage bis 16 Jahre	45 %	33 %	10 %	88 %	2 %	12 %	85 %	90 %	75 %	7 %	5 Tage	13 Tage

Hämangiome

G.H. Willital

Ziel

Differenzierte therapeutische Möglichkeiten: konservative Behandlung, Laserbehandlung, Indikation zur chirurgischen Therapie.

Problem

Hämangiome sind die häufigsten Tumoren bei Kindern: Circa 1,5 % aller Neugeborenen und 3 % aller Säuglinge unter einem Lebensjahr haben ein Hämangiom. Daraus ist ersichtlich, dass es Hämangiome gibt, die angeboren sind, und solche, die erst postpartal entstehen. Multiple Hämangiome treten in einer Häufigkeit von 3,2 % auf. Es ist wichtig zu unterscheiden zwischen Hämangiomen und vaskulären Malformationen (◉ *Tab. 1*).

◘ Tab. 1
Unterschiede von Hämangiomen und vaskulären Malformationen

Eigenschaften	Morphologie	Begleiterscheinungen
Hämangiome		
meist bei Geburt nicht vorhanden	Plumpes Endothel mit schnellem Zellumsatz	Angiographie: gut umschriebene lobuläre Bezirke mit äquatorial angeordneten Gefäßen
Vaskuläre Tumoren mit schneller Zellproliferation	Erhöhte Anzahl von Mastzellen (Motor)	Thrombozytopenie kann auftreten
Schnelle, postnatale Proliferation, langsame Regression		
99 % benigne Gefäßneubildungen		
1 % maligne Hämangio-Endotheliome		

◘ **Tab. 1** (Fortsetzung)

Eigenschaften	Morphologie	Begleiterscheinungen
Vaskuläre Malformationen		
Meistens bei Geburt vorhanden	Flaches Endothel mit langsamem Zellumsatz	Angiographie: „Low flow" mit Phlebolithen und erweiterten Kanälen oder „high flow" mit vergrößerten gewundenen Arterien und A-V-Shunts
Sie zeigen ein gleichmäßiges Wachstum	Normale Anzahl von Mastzellen	„Low flow"-Läsionen können an Skelettmuskeln Hypoplasie oder Distorsionen hervorrufen
weiblich : männlich = 1 : 1	Normale dünne Basalmembran	„High flow"-Läsionen können Distorsion, Destruktion und Hypertrophie der Gliedmaßen hervorrufen
Keine Regression	Veränderungen von Arterien, Venen, Lymphgefäßen	
Kongenitale Fehlbildung		

Bei den Hämangiomen – man teilt sie in 5 verschiedene Typen ein (▶ *Tab. 2*) – handelt es sich um gutartige Gefäßneubildungen. Nur 1 % entfallen auf die malignen Hämangio-Endotheliome. Sie wachsen verdrängend und infiltrativ und zeigen ein phasenhaftes Wachstumsverhalten: Bei Geburt sind sie noch nicht vorhanden. Im ersten Lebensjahr zeigen sie ein rasantes Wachstumsverhalten in Form einer ersten Proliferationsphase. Gegen Ende des ersten Lebensjahres erfolgt dann eine zweite, weniger ausgeprägte Proliferationsphase. Das Größenwachstum sistiert dann zwischen dem ersten und zweiten Lebensjahr. Daran schließt sich die erste Involutionsphase bis zum sechsten Lebensjahr an, und in der Pubertät setzt eine weitere Phase der späteren Involution ein. Fünfzig Prozent der Hämangiome bilden sich dann komplett zurück, in 30 % erfolgt eine unvollständige Rückbildung mit Residuen und in 20 % erfolgt keine Rückbildung (❯ Abb. 1). Fünfundsiebzig Prozent aller Hämangiome sind im Bereich des Kopfs, des Gesichts und im Anorektalbereich lokalisiert.

Tab. 2
Klassifikationen von Hämangiomen, Typ 1 – 5

Typ	Bezeichnung
Hämangiom Typ 1	Neonatales hämangiomatöses Feuermal (neonatal staining)
Hämangiom Typ 2	Intradermale kapilläre Hämangiome (intradermal capillary hemangiomas): salmon patch portwine stain spider angioma
Hämangiom Typ 3	Juveniles Hämangiom (juvenile hemangiomas): Erdbeer-Mal (strawberry mark) Erdbeerartiges kapilläres Hämangiom (strawberry capillary hemangioma) Kapilläres kavernöses Hämangiom (capillary cavernous hemangioma)
Hämangiom Typ 4	Arterio-venöse Fistel (A-V fistulas): Arterielles Hämangiom (arterial hemangioma) Hämangiomatöser Riesenwuchs (hemangiomatous gigantism)
Hämangiom Typ 5	Krampfaderartiges Angiom Racemöses Aneurysma (racemous aneurysm)

Bei den vaskulären Malformationen findet man morphologische Veränderungen an Venen, Arterien oder Lymphgefäßen, die auch in Kombination vorkommen können. Die hierbei vorhandenen Agenesien, Aplasien, Hypoplasien und Hyperplasien im Gefäßbereich führen insgesamt gesehen zu einer Vielzahl klinischer Erscheinungsbilder. Gemeinsam ist ihnen, dass sie bei Geburt vorkommen, sogenannte kongenitale Fehlbildungen darstellen und keine Rückbildungstendenz aufweisen. Von klinischer Bedeutung sind arterio-venöse oder auch lymphatische Fistelbildungen, die hämodynamisch ein wirksames Shuntvolumen aufweisen.

◘ Abb. 1

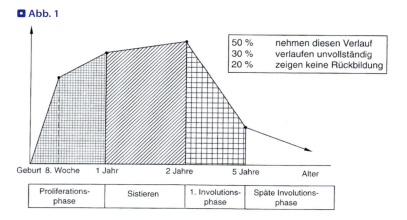

Wachstumsverhalten von Hämangiomen

Lösung und Alternativen

Vorgehen bei blutenden Hämangiomen

Circa 7–8 % aller Hämangiome bluten. Am häufigsten davon betroffen sind die juvenilen kongenitalen vaskulären Malformationen sowie kapilläre Hämangiome, kongenitale arterio-venöse Fisteln und arterielle Hämangiome. Durch die Blutung können die Kinder bisweilen in einen hämorrhagischen Blutungsschock geraten. In diesen Fällen ist notfallmäßig eine chirurgische Exzision der Hämangiome notwendig.

Vorgehen bei infizierten Hämangiomen

Hämangiome neigen bei Verletzungen und anschließender oberflächlicher Ausheilung zu Infektionen. Die Infektionen können zu Phlegmonen, Abszessen und Thrombosen oder Sepsis führen. Infizierte Hämangiome stellen eine Indikation zur Operation unter Einbeziehung des Lasers dar.

Entsprechend der morphologischen Einteilung der Hämangiome (● *Tab. 3*) erfolgt eine sogenannte „Differenzialtherapie" der unterschiedlichen Hämangiomformen (● *Abb. 2*):

- Typ 1 und 2: Die planen und planotuberösen Hämangiome werden mit der Kontaktkryotherapie bzw. mit gepulsten Farbstofflasern oder mit dem Nd:YAG-Laser im defokussierten Zustand behandelt, auch der Dye-Laser oder der Argonlaser werden hierfür eingesetzt.
- Typ 3, 4 und 5: Die Behandlung der tuberösen, tuberonodösen und insbesondere die Behandlung der nodösen Hämangiome erfolgt vorwiegend durch Exzision in Kombination mit lokaler Lasertherapie, vor allem im Randbereich der exzidierten Hämangiome oder mit der interstitiellen Lasertherapie mit dem Nd:YAG-Laser.

◘ Tab. 3

Morphologische Klassifikation der Hämangiome

Typ 1	Plan	21 %
Typ 2	Plano-tuberös	9 %
Typ 3	Tuberös	30 %
Typ 4	Tubero-nodös	31 %
Typ 5	Nodös	9 %

Kontaktkryotherapie (● *Abb. 3*)

Hierbei erfolgt eine Applikation von in flüssigem Stickstoff gekühlten Metallstäbchen (Kryogen-Pen) mit unterschiedlichem Durchmesser auf die zu behandelnde Hämangiomoberfläche. Verwendet werden hierzu sogenannte Kryogenstäbe der Fa. Messer, Griesheim, die einen Thermofühler mit Licht- und Tonsignal aufweisen. Die Applikation erfolgt über eine Dauer

◘ Abb. 2

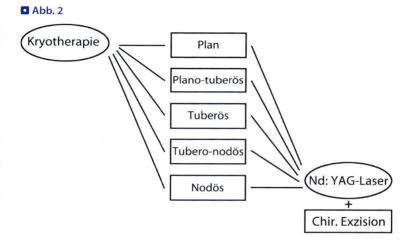

Therapie der Hämangiome in Abhängigkeit von ihrem morphologischen Erscheinungsbild. Die Kryotherapie wird in erster Linie eingesetzt bei planen und plano-tuberösen Hämangiomen, der Nd:YAG-Laser und die Exzision finden Anwendung bei tubero-nodösen und nodösen Hämangiomen

von 5–20 s. Die Kontaktstelle wird postoperativ über 14 Tage mit Betaisodonna behandelt. Die oberflächlichen Hämangiome bilden sich dann nach drei bis vier Wochen komplett oder partiell zurück. Randanteile können später mit einem Farbstofflaser behandelt werden. Aufgrund der begrenzten Eindringtiefe ist die Kontaktkryotherapie nicht für nodöse oder tubero-nodöse Hämangiome geeignet. Durch mehrmalige Kryoapplikationen kann dann die Schichttiefe dieser Hämangiome reduziert werden. Will man dies primär erreichen, so kann die Kontakt-Kryotherapie indikatorisch auch für diese Form der Hämangiome eingesetzt werden.

Abb. 3

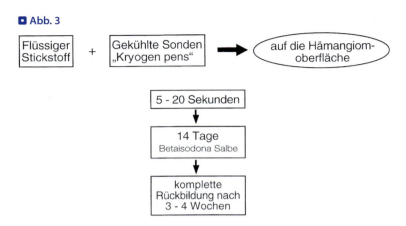

Schematische Darstellung der Durchführung der Kontaktkryotherapie

Lasertherapie (❯ Abb. 4)

Bei der Anwendung des Lasers ist es zunächst wichtig, sämtliche Laserschutzvorschriften im Operationssaal zu beachten. Bei den planen und plano-tuberösen Hämangiomen hat sich der Einsatz gepulster Farbstofflaser, z. B. des Dye-Lasers mit 577 nm sowie des Argonlasers mit 588 nm bzw. 514 nm, bewährt. Bei tiefer reichenden Hämangiomen vom Typ der tuberösen Hämangiome eignet sich der Nd:YAG-Laser 1.064 nm in defokussiertem Zustand und im Nichtkontaktverfahren. Die Dauer der Applikation liegt bei 0,8 – 1 s und einer Wattstärke von 5 – 10 W. Die Applikation soll in millimeterversetztem Abstand erfolgen.

Die Wirkung des Lasers besteht in einer Okklusion der Gefäße, wie von R.R. Lehmann in Form des Dreifachverschlusses nachgewiesen wurde. Dadurch kommt es zu einer Verödung des Hämangiomgewebes. Bei den tuberonodösen und nodösen Hämangiomen kann analog verfahren werden.

Abb. 4

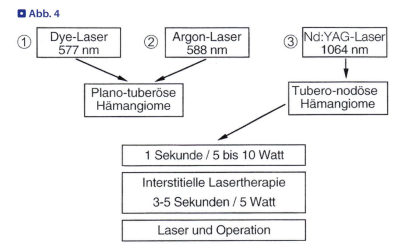

Durchführung der Lasertherapie

Eine schnellere Rückbildung erreicht man durch die sogenannte „interstitielle Lasertherapie". Hierbei wird eine Punktionsnadel in das Hämangiom eingeführt, die Punktionsnadel wird zurückgezogen und am freien Ende der Quarzfaser kann der Laser lokal wirken. Die Applikation erfolgt mit einer Leistung von 5–10 W für die Dauer von 1–1,5 s. Anschließend wird die Quarzfaser sukzessive 2 mm zurückgezogen und die Applikation erfolgt in der gleichen Weise.

Wichtig bei der Lasertherapie ist es, das Vorgehen mit den Eltern zu besprechen. Insbesondere ist darauf hinzuweisen, dass die Lasertherapie mehrere Male im Abstand von zwei bis drei Monaten durchgeführt werden muss, dass es postoperativ zu Ödemen und Schwellungen kommen kann und dass tiefe Hämangiome vom nodösen Typ zunächst mit einer perkutanen Lasertherapie anbehandelt werden können, damit das Breiten- und Tiefenwachstum gebremst wird. Zu einem späteren Zeitpunkt kann dann eine kombinierte Therapie in Form von Hämangiom-Exzision und Lasertherapie erfolgen oder es muss eine interstitielle Lasertherapie durchgeführt werden.

Alternative Behandlungsmöglichkeiten

Kompressionstherapie
Hierbei erfolgt entweder eine kontinuierliche Kompression mit Bandagen oder eine intermittierende Kompression durch pneumatische Druckanwendung. Kompression führt zu einer Endothelschädigung, einer Thrombosierung und damit zu einer Involution der Hämangiome.

Sklerosierungstherapie
Sklerosierungslösungen führen zu einer Gefäßthrombosierung, einer Bindegewebsfibrose und damit zu einer Obliteration der Gefäße. Als Sklerosierungslösungen können verwendet werden 1 – 3 %iges Natriumtetradexylsulfat (Sotradecol) oder Trichlorisobutylalkohol (Sklerosvein). Die Einzelinjektion beträgt 0,1 – 0,2 ml und überschreitet die Gesamtmenge von 1 ml nicht. Wiederholungstherapien sind in 3 – 4 Wochen notwendig.

Bestrahlungstherapie
Bestrahlungsbehandlungen sind wegen der möglichen Nebenwirkungen an Knochen, Haut, Brustdrüsen, Gonaden, Augen und der Schilddrüse nicht zu empfehlen.

Steroidtherapie
Sie führt zu einer Vasokonstriktion, Fibroblastenaktivierung und Hemmung der Angioneogenese. Prednisolondosierung beträgt 10 – 14 mg / d über eine Dauer von ca. 9 Wochen, 2 – 3 mg / d für weitere 4 Wochen, gefolgt von einer 6-wöchigen Therapie, in der die Dosis nur jeden 2. Tag verabreicht wird. Eine intrahämangiomatöse Steroidinjektion sollte nicht verabreicht werden.

Weiterführende Tipps

 Narben

Literatur

Achaeur BM, Victoria M, Vander Kam RN (1989) Capillary hemangioma (strawberry mark) of infancy: comparison of Argon and ND:YAG laser treatment. Plast Reconstr Surg 84:60 – 70

Akyuz C, Yaris N, Kutluk MT et al. (2001) Management of cutaneous hemangiomas: a retrospective analysis of 1109 cases and comparison of conventional dose prednisolone with high-dose methiprednisolone therapy. Pediatr Hematol Oncol 18:47 – 55

Cremer HJ, Djawari D (1995) Frühtherapie der kutanen Hämangiome mit der Kontaktkryochirurgie. Chir Prax 49:295 – 312

Dinehart SM, Kincannon J, Geronemus R (2001) Hemangiomas: evaluation and treatment. Dermatol Surg 27:475 – 485

Folkman J (1984) Toward a new understanding of vascular proliferative disease in children. Pediatrics 74:850 – 856

Gampper TJ, Morgan RF (2002) Vascular anomalies: hemangiomas. Plast Reconstr Surg 110:572 – 585

Garzon M (2000) Hemangiomas: update on classification, clinical presentation, and associated anomalies. Cutis 66:325 – 328

Mazer JM (2002) Indications for medical lasers in dermatology. Presse Med 31:223 – 231

Meier H, Willital GH (1985) Nd:YAG-Laser in Pediatric Surgery – Examinations for new Indications in Children. Optics and Laser Technology

Puri P, Nemeth L (2003) Hemangiomas and vascular malformations. In: Puri P. Newborn Surgery. Arnold, London, S 663

Rothfleisch JE, Kosann MK, Levine VJ et al. (2002) Laser treatment of congenital and acquired vascular lesions. A review. Dermatol Clin 20:1 – 18

Williams EF III, Stanislaw P, Dupree M et al. (2000) Hemangiomas in infants and children. An algorithm for intervention. Arch Facial Plast Surg 2:103 – 111

Hämatom, subungales

T. Hoek

> **Ziel**
> Jederzeit und überall durchführbare „Notoperation" zur augenblicklichen Druckentlastung und Schmerzlinderung.

> **Problem**
> Ein durch Quetschung oder Prellung entstandenes Hämatom unter dem Finger- oder Fußnagel bereitet heftigste Schmerzen. Nicht immer ist eine chirurgische Praxis oder Klinikabteilung in greifbarer Nähe, so dass eine schnelle und überall praktizierbare „Notoperation" sehr hilfreich sein kann.

Lösung und Alternativen

Eine (gelbe) 1er Kanüle (zur Not geht auch eine Stecknadel) wird mit dem Feuerzeug maximal erhitzt. Sodann durchbohrt man mit dieser Nadel senkrecht von oben unter leichtem Druck den betroffenen Nagel. Augenblicklich entleert sich das subungale Blut über diese Trepanationsstelle und der Schmerz sistiert. Danach steril verbinden.

Sorgfältiges Infektions-Monitoring.

Hämaturie, vermeintliche

T. Hoek

Ziel
Vermeidung überflüssiger Hämaturie-Diagnostik.

Problem
1. Aufgelöste Eltern eines Neugeborenen präsentieren Ihnen eine urindurchnässte Windel mit rötlicher Verfärbung.
2. Nicht minder aufgelöste Eltern eines älteren Kindes präsentieren einen Becher rötlichen Urins.

In beiden Fällen besteht verständlicherweise der dringende Wunsch, möglichst umgehend abzuklären, warum das Kind Blut im Urin hat.

Lösung und Alternativen

Überzeugen Sie sich zuallerst durch einen einfachen Urinstix davon, dass wirklich eine Hämaturie vorliegt, der Nachweis von Erythrozyten oder Blut also eindeutig positiv ist. Ist dies nämlich nicht der Fall, so handelt es sich mit an Sicherheit grenzender Wahrscheinlichkeit im ersten Fall um Uratkristalle, auch „Ziegelmehl" genannt, die den Urin in den ersten Lebenswochen rötlich-orange verfärben können und keinen Krankheitswert besitzen.

Im zweiten Fall ist höchstwahrscheinlich rote Beete verzehrt worden, die je nach Menge Stuhl und Urin rot verfärben kann.

Hämorrhoiden

G.H. Willital

> **Ziel**
>
> Vermeidung von Komplikationen wie Thrombosen, Blutung und Infektion.

> **Problem**
>
> Hämorrhoiden sind bei Kindern selten und häufig unbekannt. Leitsymptom ist häufig die Blutung oder der für die Eltern sichtbare bläulich-rote Schleimhautknoten im Bereich der Analöffnungsstelle und Schmerzen bei der Defäkation.

Lösung und Alternativen

Man unterscheidet graduell drei unterschiedlich stark ausgebildete Erscheinungsformen (Abb. 1):
1. Hämorrhoiden I. Grades: Intraanal, nicht prolabierend
2. Hämorrhoiden II. Grades: Intraanal, prolabierend wie ein Polyp
3. Hämorrhoiden III. Grades: Intraanal und extraanal, prolabierend

Circa 90 % aller Hämorrhoidalveränderungen und Erkrankungen mit Venenektasie und Hämorrhoidalknoten gehen mit einem erhöhten Tonus im Bereich des Musculus sphincter internus einher. Auch Kinder, die einen Analprolaps bzw. einen Rektumprolaps haben, können derartige Hämorrhoiden zeigen. Ein weiterer Faktor, der bei Kindern Hämorrhoiden auslöst, kann die rezidivierende, chronisch auftretende Obstipation sein, wobei es durch starkes, permanentes Drücken zu einer Erhöhung des venösen Druckes, zu einer venösen Abflussbehinderung und damit im Verlauf von Wochen, Monaten oder Jahren zur Erweiterung von Hämorrhoidalgefäßen kommt. Der Analprolaps kann im Gefolge von Hämorrhoidalerkrankungen auftreten. Hämorrhoidalknoten gleiten nach distal. Durch die stran-

Abb. 1

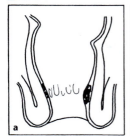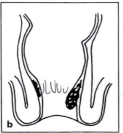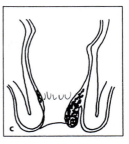

Gradeinteilung der Hämorrhoiden. Die häufigste Lokalisation ist bei 3.00 Uhr, 6.00 Uhr und 9.00 Uhr. a Grad I: intraanal, nicht prolabierend, b Grad II: intraanal, prolabierend wie ein Polyp, c Grad III: intraanal und extraanal, prolabierend

gulierende Wirkung des Schließmuskels werden die Hämorrhoidalknoten ödematös und gleiten dann nicht mehr zurück.

Circa 10 % der Kinder, die Hämorrhoidalknoten aufweisen, haben einen Analprolaps und sekundär einen schlaffen Musculus sphincter internus. Die Erschwerung des venösen Rückflusses aus den arteriovenösen Anastomosen des Hämorrhoidalplexus und die konsekutive Ödemneigung ist nicht durch den primär erhöhten inneren Sphinkterdruck, sondern durch den erhöhten intraabdominellen Druck, gegeben.

Therapeutisches Vorgehen

1. Symptomatische Therapie einer bestehenden Obstipation nicht durch Klistiere oder Einläufe, sondern durch Laxantien und Nahrungsmittelumstellung (keine Äpfel, keine Bananen, keine Karotten).
2. Lokale Applikation von einem Salbengemisch aus 10 %iger Anästhesinsalbe und Heparinsalbe, um den Schmerz zu lindern und einer beginnenden Thromboseneigung entgegenzuwirken.
3. Eine intraanale Thromboseprophylaxe bzw. eine entsprechende thrombolytische Therapie kann erfolgen, wenn sogenannte Minitampons

(Durchmesser 7–10 mm, TRUESTOP®) intraanal appliziert und vorher mit Anästhesinsalbe und Heparinsalbe bestrichen werden, um dann lokal im Enddarm ihre Wirkung zu entfalten. Dauer der Applikation wenige Minuten bis 1 Stunde. Entscheidend ist, dass die Salbenkombination in den Analkanal gelangt.
4. Falls die konservative Therapie über 3–6 Wochen keine Besserung bringt, kann durch einen minimalinvasiven Eingriff kinderproktologisch die „Venenektasie" d. h. die hämorrhoidale Gefäßveränderung exzidiert, das Gefäß ligiert und die Schleimhaut mit resorbierbarem Nahtmaterial readaptiert werden. Zu beachten ist, dass im Enddarm drei venöse Schwachstellen existieren, an denen derartige Hämorrhoidalknoten entstehen können: bei 3.00 Uhr, bei 6.00 Uhr und bei 9.00 Uhr.

Rezidive sind selten (5 %). Akzessorische, zu Hämorrhoiden neigende Venen, sollten ligiert und exzidiert werden. Postoperativ können über einen Zeitraum von 14 Tagen Schmerzen auftreten, hier ist eine orale Verabreichung von Laxantien wichtig und eine lokale Therapie mit einer 10–20 %igen Anästhesiesalbe indiziert.

Weiterführende Tipps

▶ Blutung, rektale; ▶ Rektoskop, Alternative

Literatur

Herold A, Kirsch JJ (2001) Differential surgical therapy in hemorrhoids. Kongressbd Dtsch Ges Chir Kongr 118:315–318

Senagore AJ (2002) Surgical management of hemorrhoids. J Gastrointest Surg 6:295–298

Zuber TJ (2002) Hemorrhoidectomy for thrombosed external hemorrhoids. Am Fam Physician 65:1629–1632

Hexadaktylie

G.H. Willital

Ziel

Entfernung eines zusätzlichen Fingers, entweder an der ulnaren Seite (sechster Finger, am häufigsten), an der radialen Seite (zusätzlicher Daumen) oder sehr selten zwischen Daumen und kleinem Finger unter Erhaltung einwandfreier, kosmetischer Aspekte und ungestörter funktioneller und neuronaler Strukturen.

Problem

Der zusätzliche Finger kann folgende anatomische Eigenschaften haben:
1. Ein oder mehrere dünne, ca. 100 µ im Durchmesser starke arterielle Gefäße,
2. eine millimeterdünne Verbindung zur Hand,
3. ein extra Os metacarpale, getrennt oder fusioniert mit dem benachbarten Os metacarpale,
4. einen extra Daumen mit drei Phalangen.
5. Eine Daumendoppelung kann am Metacarpal-Phalangealgelenk oder am Interphalangealgelenk ihren Ursprung haben.

Röntgenaufnahmen sind essentiell, um die Morphologie genau zu terminieren.

Lösung und Alternativen

Liegt eine sehr dünne häutige Verbindung des akzessorischen Fingers zur übrigen Hand vor, so kann diese Verbindung dicht an der Kontur der Hand mit einem nicht resorbierbaren Faden der Stärke 4 / 0 ligiert werden. Die Hand wird dann mit einer elastischen Binde versehen, um ein Abreißen des Fingers zu vermeiden. Durch diese Maßnahme kommt es zu einer spontanen Separation des Fingers von der Hand.

Hierbei kann es aber auch zu folgenden Ausnahmeverläufen kommen: Nachblutung aus der dünnen Arterie und kosmetisch unschönes Ergebnis mit einer warzenförmigen Vorbuckelung der Haut an der Abtragungsstelle (Häufigkeit ca. 15–20 %). Deshalb ist abzuwägen, ob diese Maßnahme in einer kurzen Narkose, tageschirurgisch unter Readaptation der Wundränder durch Naht alternativ erfolgen soll. Für die Abtragung und Korrektur von Duplikaturen im Daumenbereich oder bei Polydaktylien mit breiterer Hautbrücke oder Knochenbeteiligung sollte immer eine chirurgische Maßnahme in Narkose erfolgen.

Bei kosmetisch nicht befriedigendem Ergebnis nach einem sogenannten „Abbinden" einer Polydaktylie kann im Alter von 1 bis 3 Jahren dann eine chirurgische Korrektur der Weichteile erfolgen, so dass dann die mediale oder laterale Kontur der Hand einheitlich und homogen aussieht und weder eine Vorbuckelung noch eine konkave Einziehung aufweist.

Weiterführende Tipps

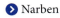 Narben

Literatur

Bauch J, Halsband H, Hempel K et al. (1998) Manual Ambulante Chirurgie I / II. Gustav Fischer Verlag Ulm, Stuttgart, Jena, Lübeck

Henne-Bruns D, Düring M, Kremer B (2001) Chirurgie. Thieme Verlag, Stuttgart

Hirner A, Weise K (2004) Chirurgie –Schnitt für Schnitt. Thieme Verlag, Stuttgart

Koslowski L, Bushe KA, Junginger T, Schwemmle K (1999) Die Chirurgie. Schattauer Stuttgart, New York

Willital GH, Lehmann RR (2004) Chirurgie im Kindesalter. Rothacker Verlag

Hodentorsion

G.H. Willital

> **Ziel**
>
> Erhaltung des Hodens und Vermeidung einer Hodennekrose durch eine Detorsion oder durch eine frühzeitige Operation als notfallchirurgische Maßnahme.

> **Problem**
>
> Die Erhaltung des Hodens hängt vom Zeitfaktor ab, d. h. vom anamnestisch ermittelten Beginn der Symptomatik (4–6 h je nach Art und Schwere der Torsion).

Lösung und Alternativen

Das akute Skrotum mit Schmerzen, Rötung und Schwellung kann ausgelöst sein durch (● *Abb. 1):*
1. Supravaginale Hodentorsion
2. Intravaginale Hodentorsion
3. Mesorchiale Hodentorsion
4. Hydatidentorsion

Ziel ist die möglichst frühzeitige Detorsion des Hodens mit Wiederherstellung der normalen testikulären Perfusion. Ein manueller Detorsionsversuch ist erlaubt (● *Abb. 2).* Dies ist allerdings nur nach akuter Torsion und kurzer Anamnese in Sedierung indiziert. Diese Maßnahme darf nur in späterer Operationsbereitschaft erfolgen. Die Detorsion ist zu erreichen durch eine Außenrotation bei gleichzeitiger Elevation des Hodens. Bester Beweis für eine erfolgreiche und komplette Detorsion ist der Rückgang der Schmerzen. Um den Nachweis einer ungestörten Hodendurchblutung nach erfolgter Detorsion zu erbringen, eignet sich die farbcodierte Dopplersonographie. Die manuelle Reposition erlaubt zunächst eine Verschiebung einer Operation und der Orchidopexy.

◘ Abb. 1

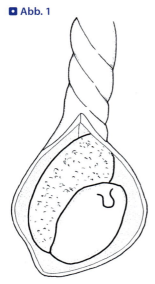

Extravaginale Hodentorsion. Im Zweifelsfall, d. h. wenn intraoperativ keine Torsion gefunden werden kann, muss das Periorchium eröffnet werden, um eine intravaginale oder mesorchiale Hodentorsion nicht zu übersehen

Die manuelle Reposition/Detorsion ist aber immer die Ausnahme. In ca. 10 % der Fälle ist bei einem akuten Skrotum die Ursache eine Hydatidentorsion, die häufig im Ultraschall in dem peritestikulären Erguss zu erkennen ist. Auch hier besteht eine dringliche Operationsindikation. Die folgende Liste gibt einen Überblick über die Differenzialdiagnose der Hodentorsion beim älteren Kind. Hier sind zu unterscheiden die verschiedenen Formen der Hydatidentorsion, Entzündungen im Inguinal-Skrotalbereich, abdominelle Erkrankungen, extraskrotale Schmerzen mit Projektion der Schmerzempfindungen in die Hodengegend sowie Veränderungen an der Skrotalhaut selbst:

◼ Abb. 2

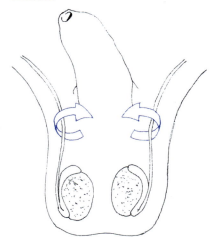

Die Hodentorsion erfolgt immer von außen nach innen, d. h. bei einer Hodentorsion auf der rechten Seite im Uhrzeigersinn. Dieser Mechanismus ist wichtig im Hinblick auf die zu ergreifende manuelle Detorsion

- Torsion von
  - Hydatide, Haller'schem Organ, Giraldes'schem Organ
- Entzündungen
  - Orchitis, Epididymitis, Funikulitis, Abszess, Immunvaskulitis
- Hernieninkarzeration
- Hodeninfarkt
- Hodenruptur
- Hodenhämatom
- Venenthrombose
- Phlebitis bei Varikozele
- Akute Hydrozele
- Spermatozele (nach der Pubertät)
- Tumore und Zysten (Hoden, Nebenhoden, Funiculus)

- Mitbeteiligung bei Baucherkrankungen
  - Pyozele bei Peritonitis
  - Hydrozele bei Aszites
  - Hämatozele bei Hämatoperitoneum
  - Pneumatozele bei Perforation des MDK
  - Mekoniumperiorchitis bei Mekoniumperitonitis
  - Fibroplastische Periorchitis
  - Akute Skrotalschwellung bei Cholaskos, Chylaskos, Urinaskos
- In den Hoden projizierte Schmerzen
  - Tiefer Harnleiterstein
  - Akute Prostatitis
  - Vesikulitis
  - Funikulitis
  - Neuralgie des N. ilioinguinalis und des N. genitofemoralis
  - Projektion spinaler Erkrankungen
- Retroperitonale Prozesse
- Skrotalhaut
  - Erysipel
  - Phlegmone
  - Harnphlegmone
  - Furunkel, Karbunkel
  - Epitheliomia calciforme
  - Infizierte Dermoidzyste
  - Fournier-Gangrän
  - Skrotalhämatom
  - Idiopathisches Ödem
  - Skrotalhautemphysem bei Thoraxverletzungen
  - Insektenstich

Weiterführende Tipps

❯ Leistenbruch, eingeklemmter; ❯ Wachstumsschmerzen

Literatur

Ashcraft KW, Holder TM (1980) Pediatric Surgery. WB Saunders, Philadelphia

Blaivas M, Sierzenski P, Lambert M (2001) Emergency evaluation of patients presenting with acute scrotum using bedside ultrasonography. Acad Emerg Med 8:90–93

Burge DM (2003) Neonatal testicular torsion. In: Puri P (ed) Newborn Surgery. Arnold, London, S 909

Cannin DA (2000) Acute scrotal pain in children: results of 543 surgical explorations. J Urol 164:256–257

Corbett HJ, Simpson ET (2002) Management of the acute scrotum in children. ANZ J Surg 72:226–228

Dunne PJ, O'Loughlin BS (2000) Testicular torsion: time is the enemy. Aust N Z J Surg 70:441–442

Gesino A, Bachmann De Santos ME (2001) Spermatic cord torsion after testicular fixation. A different surgical approach and a revision of current techniques. Eur J Pediatr Surg 11:404–410

Kaplan GW (2000) Scrotal swelling in children. Pediatr Rev 21:311–314

Klin B, Zlotkevich L, Horne T et al. (2001) Epididymitis in childhood: a clinical retrospective study over 5 years. Isr Med Assoc J 3:833–835

Porpiglia F, Destefanis P, Fiori C et al. (2001) Laparoscopic diagnosis and management of acute intra-abdominal testicular torsion. J Urol 166:600–601

Smith RD (2002) Testicular torsion: time is the enemy. ANZ J Surg 72:316

Willital GH, Lehmann RR (2004) Chirurgie im Kindesalter. Rothacker Verlag

Hüftsonografie, Lagerung

C. Rosenfeld

Ziel
Für eine optimale Ultraschalluntersuchung ist eine optimale Lagerung unabdingbar.

Problem
Das Kind muss kurzzeitig und ruhig in optimaler Position liegen.

Lösung und Alternativen

Die von Graf angegebene Lagerungsmethode erfüllt alle Ansprüche. Sie funktioniert nach dem Hängemattenprinzip. Über zwei gepolsterte Randwülste, die für den Oberkörper und für das Becken eine etwas größere Ausnehmung besitzen als für die Beinchen, wird locker eine Windel gelegt und auf der Seite mit Klettverschluss oder Gummiband fixiert. In die so entstandene Hängematte wird der Säugling gelegt. Diese Mulde kann der Größe des Kindes angepasst werden, so dass die zu untersuchende Hüfte etwas über die Randwülste hinausragt. Der Kopf kann bei dieser Methode ohne Schwierigkeiten unterstützt werden.

Die im Handel befindlichen Lagerungsschalen aus Styropor erfüllen ähnlich gut den Zweck, sind aber recht teuer. Bewährt hat sich auch die Lagerung zwischen zwei wurstförmigen Sandsäcken, wie sie ähnlich früher zur Lagerung bei Knochenbrüchen verwandt wurden oder auf einem Sandkissen, das in der Mitte eine Furche hat, in die das Kind gelegt werden kann. Der Vorteil zeigt sich darin, dass man dem Kinde den Lageapparat genau anmodellieren kann und das Kind gut gehalten wird. Eine straffe Fixation hat sich nicht als vorteilhaft erwiesen, da sie beim Kind Unruhe hervorruft.

Abb. 1

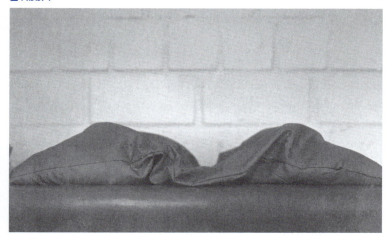

Sandkissen

Abb. 2

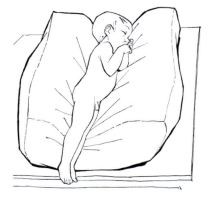

Sandkissen mit dem darauf liegenden Säugling

Weiterführende Tipps

> Hüftsonografie, Ruhigstellung

Literatur

Graf R (1985) Sonographie der Säuglingshüfte. Ein Kompendium. Enke

Hüftsonografie, Ruhigstellung

T. Hoek

Ziel
Voraussetzung für eine geglückte Hüftsonografie ist, dass das Baby für wenige Sekunden absolut ruhig in der richtigen Position liegt.

Problem
Ob in der Graf'schen Untersuchungsbank, zwischen Sandsäcken oder einfach so auf der Untersuchungsliege: Die Ultraschalluntersuchung der Hüftgelenke kann nicht gelingen, wenn das Kind sich unruhig hin- und herwendet. Je fester die assistierende Schwester oder Helferin zugreift, desto größer wird der Widerstand. Was ist zu tun?

Lösung und Alternativen

1. Das Baby muss warm (Wärmestrahler) und bequem auf der Seite liegen. Der Körper darf auf keinen Fall auf dem Arm liegen und diesen komprimieren! Dies wird – bei richtiger Handhabung – besonders effektiv in der Graf'schen Untersuchungsschale verhindert.
2. Die Mutter oder der Vater steht am Kopfende, beugt sich über das Kind und umfasst vorsichtig und beschützend Schulter und Oberarm des Kindes mit der einen Hand, mit der anderen wird ein Schnuller, eine Trinkflasche oder der gebeugte kleine Finger angeboten.
3. Das Sonografie-Gel muss warm sein (vorher im Flaschenwärmer anwärmen)!
4. Die assistierende Person fixiert (mit warmen Händen) Knie und distalen Oberschenkel sanft in etwa 30° gebeugter Haltung, ohne Druck oder Zug auszuüben, da dies sofort reflektorische Gegenbewegungen auslöst. Auf keinen Fall darf sie am Unterschenkel oder am Fuß ziehen!

5. Erst mit der Untersuchung beginnen, wenn das Kind auf diese Weise ruhig und entspannt daliegt. Sie dauert jetzt für den geübten Untersucher pro Seite nur wenige Sekunden.

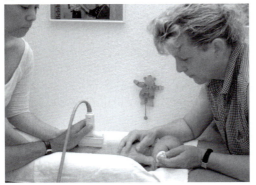

Ruhigstellung des Kindes bei Hüftsonografie

Weiterführende Tipps

› Hüftsonografie, Lagerung

Literatur

Prof. Dr. R. Graf, Stolzalpe (persönliche Mitteilung)
Dr. M. Peper, Hamburg (persönliche Mitteilung)

Hyposensibilisierung, Verwechslung von Lösungen

C. Rosenfeld

Ziel
Ziel ist es, Verwechslungen von Injektionslösungen zu vermeiden und insbesondere das Personal aus Unfällen herauszuhalten.

Problem
Bei Verwechslungen von Hyposensibilisierungslösungen drohen schwere Zwischenfälle. Insbesondere das Personal sollte aus diesen Unfällen herausgehalten werden.

Lösung und Alternativen

Es ist zweckmäßig, wenn der Arzt, der die Injektion ohnehin selbst vornehmen muss, die Injektionslösung auch selbst aufzieht. Die Kontrolle ist so besser, als wenn die Helferin nur Spritze und Lösung bereitlegt (1. Kontrolle) und der Arzt selbst für Lösung und Dosis zuständig ist (2. Kontrolle). Bei der zuerst genannten Lösung ist gewährleistet, dass der Arzt allein die Verantwortung für die richtige Injektion und richtige Dosierung übernimmt. Das Personal ist bei Zwischenfällen nicht beteiligt.

Weiterführende Tipps

> Hyposensibilisierung, Zwischenfälle

Hyposensibilisierung, Zwischenfälle

C. Rosenfeld

Ziel
Schnelle und effektive Reaktion bei Zwischenfällen.

Problem
Zwischenfälle bei Hyposensibilisierungen sind zwar selten (0,08 % der Fälle), erfordern aber eine schnelle und effektive Behandlung.

Lösung und Alternativen

Es ist zweckmäßig die erforderliche Dosierung der Notfallmedikation für den Patienten, der hyposensibilisiert wird, **vor** der Behandlung festzulegen und in der Kartei zu notieren. Mit dem Errechnen der richtigen Dosierung anhand des Alters, der Größe und des Gewichtes würde man Zeit verlieren, abgesehen davon, dass man einen kollabierten Patienten schlecht wiegen kann.

Literatur

Seidenberg J Mündliche Mitteilung, Osterseminarkongress Brixen, 1994

Infusion, intraossäre

T. Hoek

Ziel
Sichere Alternative zur Punktion einer peripheren Vene in der Reanimationssituation.

Problem
In einer akuten Notfallsituation durch Kreislaufstillstand oder Schock ist es häufig unmöglich, einen peripheren Venenkatheter zu legen, um die dringend erforderliche Zufuhr von Volumen und Medikamenten zu ermöglichen.

Lösung und Alternativen

Der intraossäre Zugang in die proximale Tibia bietet den anatomischen Vorteil, dass die intramedullären Blutgefäße durch eine starre knöcherne Wand offen gehalten werden. Im Gegensatz zu den peripheren Gefäßen können sie deshalb auch im Schock nicht kollabieren.

Tierversuche sowie die klinische Erfahrung haben gezeigt, dass sich die Gabe von Volumen und Notfallmedikamenten über den intraossären Weg in Bezug auf Verteilungszeit und Dauer bis zum Wirkungseintritt nicht von dem peripheren oder zentralvenösen Weg unterscheidet.

Wegen der einfachen Handhabung gehören heute spezielle Kanülen für den intraossären Zugang zur Grundausstattung eines jeden Notfallkoffers.

Literatur

Peters J (1999/2000) Intraossäre Infusion als alternativer Gefäßzugang in akuter Notfallsituation. Pädiat Prax 57:612

Injektionen und Impfungen, Reaktionen

C. Rosenfeld

Ziel
Erfassung von Zusammenhang zwischen Injektion und möglichen Impfreaktionen.

Problem
Gelegentlich tritt nach Impfungen, insbesondere nach Diphtherie-Tetanus-Auffrischimpfungen, eine schmerzhafte Schwellung an der Impfstelle auf. Zufällig können aber im gleichen zeitlichen Rahmen Rötungen der Haut, Schwellungen und Lymphknotenvergrößerungen anderer Ursachen vorkommen, die dann fälschlich der Impfung zugeordnet werden. Bei zwei simultan verabreichten Injektionen ist oft unklar, welche für eine Lokalreaktion ursächlich infrage kommt.

Lösung und Alternativen

Um diese Frage einigermaßen klären zu können, insbesondere bei Vorwürfen der Eltern, ist es zweckmäßig, gleiche Impfungen immer an gleichen Stellen zu applizieren. So lassen sich Lokalreaktionen zumindest in der Hälfte der Fälle sicher zuordnen.

Intubation, schwierige

T. Hoek

Ziel
Elegantes Hilfsmittel bei schwieriger Intubation infolge sehr kleiner oder anatomisch widriger Verhältnisse.

Problem
Bei sehr kleinen Frühgeborenen oder bei widrigen anatomischen Verhältnissen (z. B. Pierre-Robin-Syndrom) kann es sehr schwierig sein, den Tubus richtig durch die Glottis in die Stimmritze zu legen. Zudem ist die Verletzungsgefahr um so größer, je weniger exakt der Tubus geführt werden kann.

Lösung und Alternativen

Man schiebe in den Tubus eine dünne Magensonde, bestreiche Tubus und Magensonde im distalen Anteil mit Xylocain-Gel und führe zunächst die Magensonde (endonasal oder über die Mundhöhle mit Hilfe der Magill-Zange vorsichtig durch die Glottis in die Trachea ein.

Diese dient jetzt als Mandrin, der Tubus kann entlang dieser Leitschiene vorsichtig und exakt platziert werden. Dabei empfehlen sich drehende Bewegungen unter sanftem Druck, als würde man den Tubus „einschrauben". Sobald der Tubus sicher liegt, kann die Magensonde entfernt werden.

Literatur

Dr. Pörksen, Hamburg (persönliche Mitteilung)

Neubauer A-P (2003) Tipps und Tricks bei der Erstversorgung von Neugeborenen.

Invagination

G.H. Willital

Ziel

Frühzeitige Erkennung der Invagination und Vermeidung einer Darmsegmentischämie und Darmnekrose. Versuch einer hydrostatischen Desinvagination und Beseitigung des Ileus.

Problem

Das Darmnekroserisiko ist ein Zeitproblem. Leitsymptom ist der intermittierende, kolikartige Bauchschmerz mit mehrstündigen schmerzfreien Pausen. Diese Symptomatik wird häufig fehlinterpretiert. Der Abgang von Blut im Stuhl ist ein Spätzeichen. Er wird ausgelöst durch die Nekrose der Darmschleimhaut und durch Schleimhautulzerationen mit nachfolgender Blutung. Angaben über den Zeitpunkt des Beginns einer Invagination sind unzuverlässig; sie sind lediglich ein orientierendes Richtmaß.

Lösung und Alternativen

Zunächst ist es wichtig die Diagnose zu stellen:
1. Verlässlich ist die Anamnese mit wiederholt auftretenden, akuten, kolikartigen Bauchschmerzen und schmerzfreien Intervallen. Diese schmerzfreien Intervalle sind der häufigste Grund für die Fehlinterpretation der Invagination.
2. Anamnestische Angaben, die auf einen immer wieder auftretenden Subileuszustand hinweisen.
3. Palpation: Im rechten Mittelbauch bzw. im rechten Unterbauch tastet man eine „Walze", d. h. eine Verhärtung, die dem eingestülpten Darmabschnitt entspricht. Sie hat eine kugelige bzw. längsovale Form, eine glatte Oberfläche und weist einen elastischen Widerstand auf.

4. Die Röntgenkontrastdarstellung des Dickdarms ergibt einen Stopp im Bereich der zäkal-ilealen Gegend, je nachdem, wo die Invagination erfolgte (Abb. 1). Die Stelle des Kontrastmittelstopps zeigt meist eine halbmondförmige bzw. sichelförmige Kontur. Sie ist bedingt durch die Vorstülpung des Invaginates in den Darm.
5. Mit Hilfe des abdominellen Ultraschalls mit einem 5 – 7,5 MHz-Schallkopf kann das Invaginat mit einer Sicherheit von 80 – 90 % als das sogenannte „Schießscheibenphänomen" nachgewiesen werden (Abb. 2).

Abb. 1

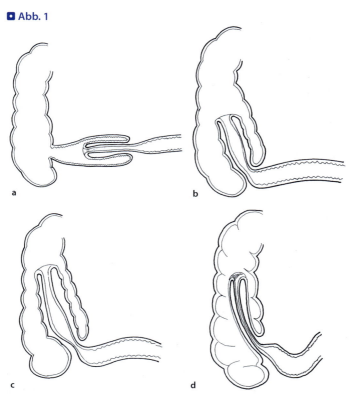

Formen der Invagination: a ileoileale Invagination, b ileozäkale Invagination, c ileokolische Invagination, d kolokolische Invagination

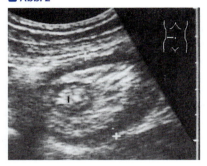

Abb. 2

Ultraschallbefund bei Invagination mit Darstellung des Schießscheibenphänomens. Die beiden Kreuze stellen die Dickdarmwand dar, das „I" ist das kreisförmige Invaginat

Hydrostatische Desinvagination

Der Versuch einer hydrostatischen Reposition kann durchgeführt werden, wenn keinerlei Anzeichen für eine bereits eingetretene Darmperforation mit freier Luft im Abdomen bzw. unter dem Zwerchfell vorhanden ist. Bei der hydrostatischen Reposition wird der gesamte Kolonanteil mit körperwarmer, physiologischer Kochsalzlösung im Sinn eines Einlaufs vom Enddarm her angefüllt. Die Flüssigkeit wird hierbei unter leichtem Druck in den Darm instilliert. Die hierbei verwendeten Druckwerte sollen 50–60 mm / Hg nicht überschreiten. Eine Reposition wird dadurch bei 33 % der Kinder erreicht. Eine Darmperforation kann trotz dieser Vorsichtsmaßnahmen in 10 % verursacht werden. Ist eine Reposition nicht möglich, ist eine dringliche Operationsindikation gegeben. Ein Abwarten im Hinblick auf die Durchführung der Operation nach nicht eingetretener Reposition ist kontraindiziert. Der Erfolg der Reposition kann im Ultraschall überprüft werden. Ist einmal ein Blutabgang festgestellt worden, besteht eine dringliche Operationsindikation. Ein Repositionsmanöver sollte dann nicht mehr durchgeführt werden. Es besteht die Gefahr einer zunehmenden Blutung und einer Darmwandperforation.

Die Ergebnisse der hydrostatischen und der operativen Therapie von Invaginationen zeigt ◆ Abb. 3.

◻ Abb. 3

n (20 Jahre)	Formen				Sofort-operation	Hydrostatische Reposition
	A	B	C	D		
161	75% (121)	15% (24)	8% (13)	2% (3)	68	93

Operation und manuelle Reposition	Operation und Resektion	Operation und Sepsis	1. Reinvagination nach Operation und manueller Reposition	2. Reinvagination	Definitive Reposition und Heilung	Desinvagination nicht möglich (Operations-indikation)	Reinvagination nach Desinv. (Operations-indikation)
28	40	12	4	-	33	29	31

Ergebnisse der hydrostatischen und der operativen Therapie bei Invaginationen

Weiterführende Tipps

◆ Bauchpalpation; ◆ Blutung, rektale

Literatur

Ashcraft KW, Holder TM (1980) Pediatric Surgery. WB Saunders, Philadelphia

Beasley SW, Auldist AW, Stokes KB (1988) The diagnostically difficult intussusception: its characteristics and consequences. Pediatr Surg Int 3:135–138

Beasley SW (2003) Intussusception. In: Puri P Newborn Surgery. Arnold, London, S 557

Cisse R, Wandaogo A, Bandre E (2001) Warm saline enema for reduction of intestinal invagination under the ultrasonographic guidance: preliminary results apropos of 2 cases. J Radiol 82:1651–1654

Cohen MD (2002) From air to barium and back to air reduction of intussusception in children. Pediatr Radiol 32:7

Guandogdu HZ, Senacak ME (1996) Intrauterine intussusception due to Meckel's Diverticulum as a cause of ileal atresia: analysis of 2 cases. Eur J Pediatr Surg 6:52–54

Hansen MG, Pearl G, Levy M (2001) Intussusception due to Yersinia enterocolitica enterocolitis in a patient with beta-thalassemia. Arch Pathol Lab Med 125:1486–1488

Kumar D, Chowdhry SK, Rao Kl (2002) Post operative intussusception. Indian Pediatr 39:660–662

Ong NT, Beasley SW (1990) The lead point in intussusception. J Pediatr Surg 25:640–643

Laan M van der, Bax NM, Zee DC van der et al. (2001) The role of laparoscopy in the management of childhood intussusception. Surg Endosc 15:373–376

Wang NI, Chang PY, Sheu JC et al. (1998) Prenatal and neonatal intussusception. Pediatr Surg Int 13:232–236

Willital GH, Lehmann RR (2004) Chirurgie im Kindesalter. Rothacker Verlag

Kontinenztampons

G.H. Willital

Ziel

Nicht operative Maßnahmen, um Teilkontinenz bzw. Inkontinenz sicher zu therapieren. Darüber hinaus können diese Tampons verwendet werden, um bei Kindern mit einer Analstenose oder einer Sphinkterachalasie auf schonendste Art und Weise eine Dehnung des Analkanals ohne Mikrotraumen atraumatisch durchzuführen, wobei die Oberfläche des Tampons mit Anästhesinsalbe 20 % zur Schmerzlinderung bestrichen wird. Dies ersetzt die unangenehmen und oft traumatisierend wirkenden Hegarstifte.

Ein weiteres Anwendungsgebiet dieser Kontinenztampons ist das sogenannte Schließmuskeltraining. Hierzu werden zylinderförmige Tampons (TRUESTOP®) in den Darm eingeführt. Hierbei erfolgt eine leichte Aufdehnung des Darms und gegen den elastischen Widerstand des Tampons kann dann das aktive Schließmuskeltraining durchgeführt werden. Dies erfolgt 3 × täglich. Auf 3 Trainingseinheiten mit jeweils 10 aktiven Beckenboden-Muskulaturtrainingsübungen (jede aktive Einzelbeckenbodenkontraktion dauert ca. 3 – 5 s) folgt eine 10 s dauernden Pause, bevor die nächste aktive Muskeltrainingsübung beginnt.

Problem

Die Ursachen der Inkontinenz bei Kindern und Jugendlichen können sein:
- Angeborene, anorektale Anomalien,
- Fehlbildungen des Steißbeins (Sakraldysplasien, partielle Sakralaplasien),
- Verletzungen des Beckenbodens,
- Tumore im Becken,
- angeborene Nervenstörungen und Rückenmarksanomalien.

Um bei diesen Patienten einen unwillkürlichen Stuhlabgang zu verhindern, wurden spezielle Kontinenztampons entwickelt.

Lösung und Alternativen

Diese Kontinenztampons zeichnen sich dadurch aus, dass sie neben einer Standardkonfiguration (Zylindertampons) eine Individualkonfiguration aufweisen (> Abb. 1), ein Entlüftungsröhrchen haben können, um im Darm gestaute Luft über den Analtampon abzulassen und mit einer Haftfolie für die äußere Haut kombiniert sein können. Die Herstellung der Tampons erfolgt nach vorausgegangener Endoskopie, d. h. endoskopischer Vermessung des Analkanals, so dass daraus individuelle, der jeweiligen Darmkonfiguration angepasste Kontinenztampons für den einzelnen Patienten zur Verfügung stehen. Sie dienen dazu, unwillkürlichen Stuhlabgang zu verhindern, werden in den Darm wie Hygienetampons als Einmalprodukte eingeführt und können kombiniert werden mit einem konzentrischen Entlüftungsröhrchen, um im Darm angestaute Luft abzulassen, die häufig zu Bauchkrämpfen führt. Durch die Haftfolie werden die Tampons zusätzlich an der Peri-Analhaut fixiert. Sie bieten dadurch stundenweise einen sicheren Halt. In Entwicklung befinden sich Kontinenztampons, die fluoreszierende Eigenschaften aufweisen, dabei Lichtenergie (Photonen) an die Darmwand abgeben und die Membranpotenziale der glatten Muskulatur des Darmes so verändern, dass sich die Darmwandmuskulatur enger um die Tampons schließt.

Eine zweite Entwicklung geht dahin, dass die Tampons mit einem Magnetstreifen versehen werden, der bei Deformierung durch Stuhl über ein Infrarotsignal dem Patienten den Defäkationsdrang signalisiert. Dies ersetzt die fehlende Sensorik des Patienten. Die Registrierung des Stuhldrangs beim Patienten kann über ein tragbares, streichholzschachtelgroßes Vibrationselement – unbemerkt von anderen Mitmenschen – erfolgen, so dass zu diesen Zeitpunkten eine vom Patienten gesteuerte, willkürliche Stuhlentleerung erfolgen kann. Durch telefonische und häusliche Beratung und Pflege muss die individuelle Anpassung an die Kontinenztampons – auch in Altersheimen und Pflegeheimen – ständig überwacht werden. Nur so können Misserfolge und Unzufriedenheit vermieden werden.

Der Einsatz von sogenannten Biofeedbackgeräten wurde verbessert (z. B. biotic, contic, syntic). Gerade bei Kindern zwischen 4 und 10 Jahren kann man diese Biofeedbackgeräte aufgrund ihrer optischen Rückkopplung über den jeweiligen Kontraktionserfolg optimal einsetzen.

Trotz aller technischen Fortschritte in der Diagnostik und Therapie der Inkontinenz ist die jeweilige Beratung und Überwachung inkontinenter Kinder und Erwachsener außerordentlich wichtig, um für den Patienten einen entsprechenden therapeutischen Fortschritt zu erzielen. Patienten sollten auf eine spezielle Inkontinenzsprechstunde zurückkommen oder eine Inkontinenzberatungsstelle aufsuchen können. Persönliche Patientenberatung und telefonische Betreuung in Kooperation mit ausgebildetem ärztlichen Personal und Physiotherapeuten sowie Apothekern sind für die Patienten von großer Bedeutung. Klinikbetreuung, interdisziplinäre Patientenberatung, ambulante Patientenuntersuchung mit Beratung und häusliche Pflegeinstitutionen stellen somit eine Einheit dar. Es gibt in Deutschland ca. 3,5 Millionen darminkontinente Patienten: 45 % Kinder und Jugendliche und 55 % Erwachsene. Zusammenfassend stehen für inkontinente Patienten folgende Hilfsmittel zur Verfügung:

Kontinenztampons
- Typ I (6 Standardgrößen),
- Typ II Individualtampons, endoskopisch vermessen,
- Typ III fluoreszenzbeschichtete Tampons.

Die Haltedauer betrug
- 5 h und länger: 57 %,
- 4 – 5 h: 12 %,
- unter 4 h: 21 %,
- nicht anwendbar: 10 %,
- Verbesserung durch Tampons vom Typ II: 80 %.

Weiterführende Tipps

▶ Analatresie, Teilinkontinenz nach Operation; ▶ Schließmuskeltraining, passives

Literatur

Abbasoglu L, Fansu Salman F, Baslo B et al. (2004) Electromyographic studies on the external anal sphincter in children with operated anorectal malformations. EurJ Pediatr Surg 14:103 – 107

Kontinenztampons

◘ Abb. 1

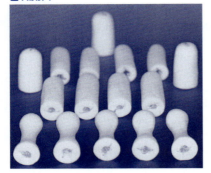

Verschiedene, der Darmkonfiguration und dem Darmdurchmesser entsprechende Kontinenztampons (Form 1 – 6)

Husberg B (2001) Results of endoanal ultrasonography in children wih anorectal anomalies. Abstract book on demand of 39th symposium of CAES, Münster

Springer A, Willital GH (2000) Anorectal manometry as a differential diagnostic procedure for functional or organic constipation in childhood. Abstract book on demand of: Surgery in children – advanced technologies on diagnosis and treatment, interdisciplinary international congress, Münster

Trigg PH, Belin R, Haberkorn S et al. (1974) Experiences with a Cholinesterase Histochemical Technique for rectal Suction Biopsies in the Diagnosis of Hirschsprung's Disease. J Clin Path 27:207

Willital GH (2004) Anorectal incontinence – therapy by incontinence tampons. Poster at the BAPS Meeting, Oxford (available on demand, e-mail: g.willital@web.de)

Willital GH (2004) Continence tampons. Poster at the interdisciplinary international congress of new developments – surgery in children, Münster(available on demand, e-mail: g.willital@web.de)

Willital GH (1992) Nicht invasiv endoskopisch-sonographische Determinierung perirektaler Muskulatur. Zentr Bl Kinderchir 1:101

Willital GH (1976) Vermeidůng von Fehlern bei der Diagnostik und Therapie chronischer Obstipation. Monatsschr Kinderh 124:357

Willital GH, Lehmann RR (2004) Chirurgie im Kindesalter. Rothacker Verlag

Kopflausbefall

C. Rosenfeld

Ziel
Sichere Methode der Diagnostik.

Problem
Befall mit Kopfläusen betrifft am häufigsten Kindergarten- und Schulkinder, oft rezidivierend, wobei die Quelle für einen neuen Befall manchmal nicht gefunden wird. Lebende Läuse sieht man seltener als Nissen. Wenn letztere etwa unter 1 cm von der Kopfhaut entfernt am Haar sitzen und zudem sehr zahlreich sind, handelt es sich um frische Nissen, die noch lebende Larven enthalten. Diese schlüpfen nach etwa 7–10 Tagen.
Weiter entfernt sitzende Nissen (mehr als 1 cm von der Kopfhaut) sind leer; die Larven sind schon geschlüpft. Aus ihnen entwickeln sich dann die reifen Läuse, die etwa 3 Wochen alt werden können und in dieser Zeit zahlreiche Eier (Nissen), ca. 100–150, legen und in der Nähe der Kopfhaut mit einer kittartigen Substanz an die Haare ankleben. Mit den wachsenden Haaren entfernen sich die Nissen von der Kopfhaut. Läuse überleben nur bei Temperaturen um 32°C, wobei sie mehrmals täglich Blut saugen müssen. Dies verursacht den Juckreiz und kann zu Infektionen der Haut führen.

Lösung und Alternativen

Zunächst ist bei dem befallenen Kind eine genaue Suche nach Nissen und lebenden Läusen erforderlich. Hierbei ist eine Lupe, eine Lupenbrille oder eine Lupe vom Uhrmacher vorteilhaft. Letztere zeichnet sich durch Preiswürdigkeit aus, außerdem hat man beide Hände frei und kann gezielt an den von Läusen bevorzugten Stellen suchen: An den Schläfen, hinter den Ohren und im Nacken.

Weißliche Nissen, unter einem Zentimeter von der Kopfhaut entfernt an den Haaren sitzend, enthalten Larven; sie sind infektiös. Gräuliche Nissen, weiter von der Kopfhaut entfernt sitzend, sind älter und leer. Die Läuse selbst sind meist ziemlich schwer zu erkennen. Sie sind klein und direkt auf der Kopfhaut zu finden.

Unbedingt sollten sich auch die restlichen Familienmitglieder untersuchen lassen, da es bei der familiären körperlichen Nähe zu rezidivierenden Infektionen kommen kann.

Ein Kindergarten- und Schulbesuch wäre im Prinzip nach einer Behandlung mit den üblichen Mitteln möglich, sofern keine weißlichen leeren Nissen mehr vorhanden sind. Aus Sicherheitsgründen erfolgt allerdings eine Zulassung zu Kindergarten und Schule erst, wenn alle Nissen entfernt sind.

◘ Abb. 1

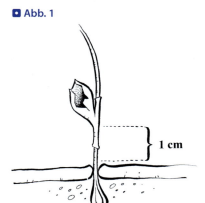

Leere Nisse mehr als 1 cm über der Kopfhaut

Literatur

Epidemiologisches Bulletin (2003) Nr. 47:385–388, Robert Koch Institut

Bünner A Haare kurz schneiden – stumpfe Waffe gegen Läuse. ÄP Pädiatrie 6/November – Dezember:36

Richter J u.a. (2005) Kopfläuse – Umgang mit einer wieder auflebenden Parasitose. Dt Ärzteblatt Jg. 102, 36:2395–2398

Krampfanfall, zerebraler

T. Hoek

Ziel

Sehr einfache Methode einen echten zerebralen Krampfanfall von Bewusstseinsverlusten anderer Ätiologie abzugrenzen.

Problem

Der plötzliche Bewusstseinsverlust tritt meist urplötzlich auf. In der Regel besteht zudem eine retrograde Amnesie oder das Kind ist noch zu jung, um verlässliche und erhellende Aussagen über den Hergang zu machen. Augenzeugen sind meistens so erschrocken, dass verlässliche Aussagen über motorische Entladungen, Seitendifferenzen, Hypersalivation usw. schwer zu bekommen sind. Sehr oft fehlen auch Augenzeugen.
Aufgrund der immensen medizinischen Wichtigkeit sollte aber möglichst rasch Klarheit darüber bestehen, ob es sich um einen echten zerebralen Krampfanfall gehandelt hat oder nicht.

Lösung und Alternativen

Wenn der Betroffene nach der Synkope sofort bewusstseinsklar ist, wenn auch erschöpft, schließt das einen zerebralen Krampfanfall als Ursache der Bewusstlosigkeit aus, da ein postiktaler Verwirrtheitszustand obligat ist.

Literatur

Dr. med. Kirsten Stollhoff, Hamburg (persönliche Mitteilung)

Labiensynechie

C. Rosenfeld

> **Ziel**
> Lösung der verklebten Labien durch Salbenbehandlung, wobei die Form der Applikation wichtig ist.

> **Problem**
> Labienverklebungen sieht man in der Praxis recht häufig. Man kann sie leicht entdecken, wenn man es sich zur Angewohnheit macht, bei jeder Vorsorge das Genitale zu untersuchen und die Labien kurz zu spreizen.

Lösung und Alternativen

Labienverklebungen sollten recht bald gelöst werden, da der Urin in die Vagina zurückfließen kann und so unspezifische Vulvovaginitiden entstehen. Schonend ist die Behandlung mit Estriol-haltiger Salbe (z. B. Oekolp® oder Ovestin® Creme, beide enthalten 1 mg Estriol / g Salbe).

Empfehlenswert ist es, die Salbe 1–2 × täglich mittels Wattestäbchen aufzutragen, wobei man bei gespreizten Labien von kranial nach dorsal fährt unter Anwendung eines mäßigen Druckes auf die Verklebung. Hierbei löst sich die Synechie innerhalb weniger Wochen.

Notfalls kann die Verklebung auch mit einer Knopfsonde gelöst werden. Eine Inzision ist selten nötig und heute nicht mehr üblich. Spontane Lösungen kommen vor, spätestens in der Pubertät. Jedoch sollte man wegen der Komplikationen mit der Behandlung nicht so lange abwarten.

Literatur

Palitzsch D (1999) 140 neue, noch unveröffentlichte Fragen und Antworten aus der pädiatrischen Praxis Bd 6. Hans Marseille Verlag, München, S 161–162

Peters F (2004) Labiensynechie. Kinder- und Jugendarzt 2:111–112

Lagerung, Säuglinge

C. Rosenfeld

Ziel
Mit dieser Lagerungshilfe soll dem Kind die bevorzugte Lage auf einer Seite abgewöhnt werden.

Problem
Säuglinge bevorzugen beim Schlafen häufig eine Seite, was bei längerer Dauer zur Gewöhnung führt und oft Krankengymnastik erforderlich macht.

Lösung und Alternativen

Einfach ist es, den Säugling so im Bett umzulagern, dass das Licht von der anderen ungewohnten Seite kommt. Das Kind soll mit seinem Kopf am Fußende zu liegen kommen.

Eine andere Methode wird von Krankengymnastinnen empfohlen: Der Säugling wird mit der wenig bevorzugten Seitenlage auf ein Handtuch gelegt, ein Ende wird über das Kind hinweggezogen und vor dem Bauch in die Matratze eingesteckt. Der Vorteil besteht darin, dass der Säugling eher nach vorne rollen kann, aber nicht nach hinten in die Rückenlage. In vielen Fällen reichen diese Maßnahmen aus. Andernfalls ist weitere Diagnostik und Therapie erforderlich.

Literatur

Empfehlung von Frau von Aufschnaiter, Bremen, Vojta-Krankengymnastin

Abb. 1

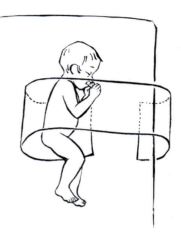

Prinzip der Lagerung

Abb. 2

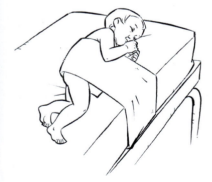

Das unter der Matratze eingesteckte Handtuch

Leistenbruch, eingeklemmter

G.H. Willital

Ziel
Leistenbruchreposition und anschließende Operation.

Problem
Hierbei handelt es sich um einen Leistenbruch, bei dem Bruchsackinhalt vorliegt. Inkarzeriert im Bruchsack können sein: Dünndarm, Appendix, Netz, Adnexe und Uterus, Blasenanteile, gekammerte Flüsssigkeit (Hydrozele).

Lösung und Alternativen

Die Indikation zur Reposition ergibt sich aufgrund der sekundären Folgen inkarzerierter Organe. Ischämie bzw. Durchblutungsstörungen eingeklemmter Organe müssen schnell, d. h. innerhalb von wenigen Stunden und frühzeitig beseitigt werden. Je länger die Inkarzeration und das sekundäre Ödem andauern, um so schwieriger ist die Reposition. Die Reposition ist um so aufwändiger, je kleiner die Bruchpforte ist. Kinder mit eingeklemmten Leistenbrüchen müssen von einem repositionserfahrenen Arzt behandelt werden. Andernfalls drohen Komplikationen wie Verletzungen des Bruchsackinhalts, Blutungen, Pseudorepositionen oder Repositionen „en bloc". Hierbei handelt es sich um ein Ab- bzw. Ausreißen des Bruchsackrings mit dem gesamten Bruchsack aus dem Peritoneum heraus bei weiter bestehender Einklemmung. Eine Reposition gelingt nahezu bei 80 % der Kinder. Empfehlenswert ist vorher ein warmes Bad und die Verabreichung eines Schmerzmittels rektal. Die Reposition selbst wird so durchgeführt, dass der Bruchsackinhalt zwischen Daumen und Zeigefinger bzw. drittem Finger zunächst vom Skrotum aus nach unten gezogen wird und dann erst in Richtung äußerer Leistenring vorgeschoben wird, um ihn dadurch langsam und sukzessive wieder in die Bauchhöhle zu verlagern. Nur in 20 % gelingt – nach einem 5 bis 10-minütigem, langsamen Repositionsversuch – die Reposition nicht. Bei Misslingen des Repositionsversuchs ist notfallmäßig die Operation durchzuführen, ungeachtet dessen, ob das Kind nüchtern ist oder unmittelbar vorher etwas getrunken oder gegessen hat. Eine Reposition ist kontraindiziert, wenn die darüber liegende Haut eine Rötung oder eine lokale Schwellung aufweist. Bei dieser starken Umgebungsreaktion ist ebenfalls eine sofortige Notoperation indiziert.

Gelingt der Repositionsversuch, sollte das Kind zur Beobachtung aufgenommen und dann am nächsten Tag operiert werden, da bereits in den nächsten Stunden oder in den nächsten Tagen aufgrund des nach wie vor existierenden Leistenbruchs, eine große Gefahr der Reinkarzeration besteht.

Besonders zu beachten sind folgende Punkte: Bei Kindern unter 2000–2500 g, Frühgeborenen, unreifen Kindern oder wenn assoziierte schwere Fehlbildungen von Seiten des Herzens, der Lunge oder der Niere vorliegen und die Reposition ohne erneuten sofortigen Vorfall von Baucheingeweiden gelingt, soll die Operation ausnahmsweise in aufgeschobener Dringlichkeit bei Erreichen des Körpergewichts von 2500 g und Besserung des Allgemeinzustandes durchgeführt werden.

Doppelseitige Leistenbrüche können in einer Operation und Narkose durchgeführt werden. Eine explorative Revision der kontralateralen Seite bei klinisch nicht festgestelltem Leistenbruch sollte nicht erfolgen. Eine prall gefüllte Hydrozele, die bei der Operation gefunden wird, stellt eine ähnliche Dringlichkeitsindikation dar, da die auf der prall gefüllten Hydrozelenwand verlaufenden Gefäße durch den Innendruck der Hydrozele gegen den äußeren Leistenring komprimiert werden und dann sekundär zu einer Ischämie des Hodens führen können.

Tab. 1

Differenzialdiagnose des eingeklemmten Leistenbruchs

Diagnose	Kennzeichen
Leistenbruch	Teigiges, weiches, nicht kugeliges, zum Teil in sich verschiebliches Gebilde, oft mit plätschernden Geräuschen
Hydrozele	Prall, elastisch, glatt, kugelig begrenzt

Tab. 1 (Fortsetzung)

Diagnose	Kennzeichen
Eingeklemmtes Ovar	Palpatorisch wie ein flipsender Lymphknoten in der Leistengegend im Subkutangewebe
Lipom	Meist zu finden im Bereich der Schenkelhernien, d. h. in der Fossa ovalis
Varikozele	Links häufiger als rechts, da die linke Vena spermatica länger ist, der linke Hoden sich in einer tieferen Position befindet und die Vena spermatica in die linke Vena renalis drainiert, wodurch eine längere Wegstrecke mit größerer Wahrscheinlichkeit zur Klappeninsuffizienz gegeben ist. Charakteristisch ist der Palpationsbefund im Skrotum mit gewundenen Gefäßen, die auch das Relief des Skrotums entsprechend vorwölben.
Varixknoten der Vena saphena	Selten im Kindesalter, häufiger im Jugend- und Erwachsenenalter, kombiniert mit vorhandener Varikosis der unteren Extremität, Lokalisation nicht in der Leistengegend, sondern im Bereich der Schenkelgegend und der Lacuna vasorum, weich und gut nach dorsal reponibel
Lymphadenitis	Von Lymphknoten im Bereich der Lacuna vasorum ausgehend, kaum verschieblich, ohne Lage- und Größenveränderung beim Husten und Pressen. Kombiniert mit lokalen Entzündungsreaktionen. Verletzungszeichen der unteren Extremität oder entsprechend differenzialdiagnostische Veränderungen des peripheren Blutbildes (Systemerkrankungen) sind oft vorhanden.
Tumoren	Langsam progredientes Wachstum, im Subkutangewebe meist nicht verschieblich
Abszesse	Meist nach vorausgegangenen Impfungen oder länger andauernden Schwellungen im Rahmen einer Lymphadenitis mit Zeichen der Rötung, der Schwellung, der Vorwölbung, des partiellen Funktionsausfalls in der Beweglichkeit der entsprechenden Extremität und des Ultraschallbefundes; Ausschluss eines Morbus Crohn und einer LWK-Tuberkulose sowie septisch-urologische Entzündungen, die sich entlang der Psoasloge in die Leiste ausdehnen.

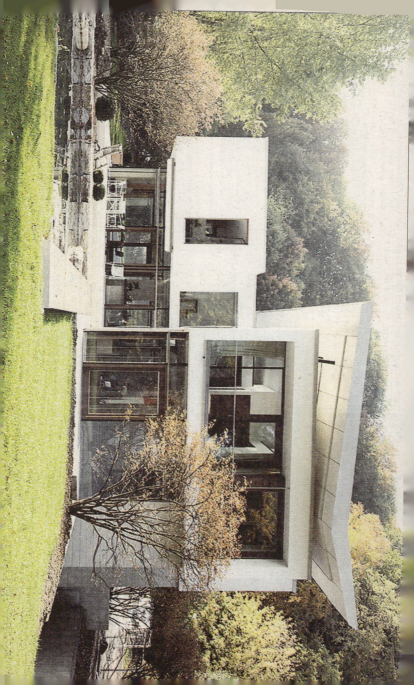

Geretsried, 2. ... Gd.-WC, umla... ca. 65 m² Wfl... kett, EBK, € ... **Bergblick, 17** Prov. Immot...

Holzkirchen-D... Massivhaus, ca. 160... Grd., ca. 160... häuschen, VB

EFH Näh... frei.n.V., 5 ZK Preis a.A. ☎ **0**

Nachbar... Hs. m. 3 Fewo... ☎ **04122/553...**

Dachau ruhig... 55 m², zentra... Bad/Fenster, ☎ **08131/215...**

Altomünst... Lage, Wfl Extras: 2750000.-(...

Germering v. S-Bahnh., ... 195000,- ☎

Ismaning, f. Südblk., 51 146000,-; 1. € **80000**,- R..

ZFH Alts... 1.OG und I 2. Bhf. u ☎ **08651**

Puchheim, ca. 100m²,

E. Klein Immobilien Telefon 089/651 28 53

Toplage Würmseestr. 30, nur 4 WE, Nä. U3, 3-Zi.-ETW, Kü., Bad, 84m² n.m.eig. SW-Gart. + 26m² Hobbyr., Bj. 83, EBK, Duplex-Gge. v. privat, VB € 325 000,-; ☎ **089/74502030**

V. Priv, sof. z. beziehen, sonn. 2-Zi.-Whg., Kü m. Fenst., Diele, Bad, Blk., Lift, Ziegelbau, ca. 60m² z.A. 195 000,- € ☎ **089/7602420** m.eig. 3. OG, U/S-Bahn Harras, Sending.

Thalkirchen, 4-Zi.-Whg., 96m², sanierter Altbau, 3. OG, Laminat, 2 Bäder, 2 Blk., U3 5 Gehmin., provisionsfrei, 265000,- Real Plus Immobilien ☎ **089/554565**

von priv. - Solln - Großzügige, helle 3 Zi. Wohng. m. 2 Bäder u. Küche, kl Wohnanl. m. gr. Garten, € 347.000,- **0160-97939972**

★U3★ ★**Thalkirchen**★ ★**Panoramablick**★ 57m², san., S-Blk., Laminat, EBK, hell+ruh. € **168 000**,- **E.I.S. Immob.** ☎ **089/38869863**

Altsolln, ruh. 3-Zi.-Whg., ca. 90m², Bj. 75, EBK, frei KP 269000,- €, Stellpl. möglich, ☎ **08141/537029** oder ☎ **0172/5641114**

Harlaching, sonnige **3-Zi.-Whg.**, helle Küche, Bad, Balk., 70m², SW-Lage, frei, 230000,- +TG. **Hi Immobilien** ☎ **089/7933040**

Harlaching, 3 Zi., ca. 72m², Kaminanschl. Topausst., Bad m.Fe., Blk., Gge., 240000,- **Ingeburg Isenrath Immob.** ☎ **089/6422585**

Sending, 1-Zi., ca. 36m², EBK, S-Blk., ruh., hell, Bad/Fe., TG, Lift, frei, U3 € 88000,- **Ingeburg Isenrath Immob.** ☎ **089/6422585**

Jugendstil ab 73m² an der Münchner Isar alle Bilder i.g.Grundrisse in 2 Frauensitz ☎ im **immobilienladen.info** und 35 **60 93 49**

V. Priv. in MÜ. Solln, exkl 2-Zi.-Gart.-Whg., 80m² an finanz. kräft. Interessenten, Preis nach VB, nur an Privat, ☎ **0177/4424420**

Sehr großzügige DHH Grafing
Neubau in zentrumsnaher Lage. 6 Zim.+ DIN+Wfl., 2 Bäder auf ca. 163 m² DHH, gute Ausstattung.
ab **€ 933.000,-** **Heos Immob.** ☎ **08141/36060, Fax-/80383, www.heos.de**
Besichtigung jederzeit - auch am Wochenende
www.Labusch-Immobilien.de /089-42017673

Haag b. Freising, 3 Zi.,
75 m², Erdgeschoß, Parkett und italien. Fließen, Terrasse, Garage, Kellerraum; sehenswert ! ruhige Lage, Topzustand, VB 140000,-.
Privatv. ☎**08631/166249**

- **Ebersberg S4** - Wohnen wie im Haus - aber auf einer Etage! Exklusive und großzügige 5-Zi.ETW m. vielen Extras in städtebaulich prämierter u. gepflegter Wohnanlage, 129 m² Wfl., 2. OG, 5 Min. zur S-Bh. u. Innenstadt, frei, gut vermietbar, VK 285 000.- € + TG. Keine Käuferprov. T. 08092/23504

Noch Dez. 2005 bezehbar.- Eigenheimzulage!! **Gepflegtes RH, FFB,** Bj. 99, ca. 120m² Wohnfl., 5 Zi., schöne EBK, Bad/DU/WC, sep. WC, gr. Terr., voll unterke., Gas-ZH, schöner Hobbyr., 2 TG-Stellpl. u. 1 oberirdf. Stellpl., Garten, € 315 000,-. **Heos Immob.** ☎ **08141/36060 Fax-/80383, www.heos.de**

DHH, ruhige Südlage am Naturschutzgebiet von privat wg. Umzug ins Ausland günstig. In Forstern zw. Hohenlinden/Markt Schw. Bj. 2004, 164m² Wfl., 60m² gek. Keller/ Hobbyr. 6Zi., 2Bad., Einz.gge. u. Abstellpl. Gas-ZH, Verkauf im Dez. wg. EHZ möglich. 311 m² Grd., € 357 000,-. ☎ **0179/4531511**

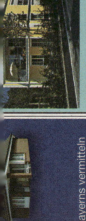

ayerns vermitteln
Wir finden auch
petent und mit

Solln: 4 Zi., 148,09m² Wfl. + 48,44m² Hobby, über die Whg begehbar, gr. Schlafz. +Ankleide u. Luxus-Bad. sep. Duschbad, 2 gr. Süd-/Westterr. mit Privatgarten, **KP € 598 900,-** Baywobau, Herr Weinkauf ☎**0172/852 74 38**

www.sueddeutsche.de/immobilienmarkt
Exposé-Nr.: 1126421

Harlaching v. priv. 4,5 Zi.-ETW 122 m² Wfl. (Wozi. 37 m²), gr. Balkon, SW/Gartenseite, 2 Bäder, gr. Keller, top ausgestattet, gute Einkaufsmöglichk. u. Verkehrsanb. (Tram u. U-Bahn), Schulen, Naherholungsangeb. Isarnähe, 370 000 € inkl. hochw. EBK, TG 15 000,- € Frei n. V. ✉**ZS1801542**

Fürstenried/Maxhof, 3-Zi., ca. 78m², ab 1.2.06 frei, 1.OG, Bj. 75, S-Blk., Parkett, Gäste-WC, Abstellr., kleine ruhige gepflegte Anlage, U3 250m, prov.frei, 185 000,-.- + TG ☎ **089/85650302**

Sehr helle 3ZW, ca. 96m², v. Privat o. Prov. Küche/Bad hochwertig, Laminat, Fußbodenheizung, Balkon (O u.N), Abstellk., Keller, frei nach Absprache, 259 000,- € 12 500,- TG ☎ **0176/22 10 84 34**

Eigenheimzulage bis 31.12.05
Untersendling, v. Priv., 2 Zi. ETW, 45 m² Bj. 83, EBK, TG-Stellpl., € 120000,- ☎ **0172/9951675**

"Gebirgsblick" 15.OG - P. Solln
70 m², € 148000,- **www.grafimmo.de** ☎ **932493**

★ **Klein aber Fein** ★ kt., neues/we. Bad, sep. EBK, **Immob.** ☎ **089/38869863**

rkett, renov. Altbau, or, Lift, 4. OG, bezugsf., ca. **Immob.** ☎ **089/6515165**

au, Dreimühlenstr., 3 ZKB, alkon, Parkett, € 315 000,- **Imob.** ☎ **089/30766666**

Zi. mit Blick in's Grüne im **immobilienladen.info**

Tabelle 2 a–c

Tabellarische Zusammenstellung von Häufigkeitsangaben bei kindlichen Leistenbrüchen: a getrennt für Mädchen und Jungen im Hinblick auf Geschlechtsrelation und prozentuale Häufigkeit bei Frühgeborenen unter 2000 g, b Kombination mit einem Leistenhoden, c Komplikationen

a

n	Relation männlich:weiblich	Alter			Geburtsgewicht < 2.000 g
		unter 1 Monat	1–6 Monate	über 6 Monate	
9.553	10:2	43 %	31 %	26 %	20 %

b

Eingeklemmter Leistenbruch	Leistenbruch + Leistenhoden	Im Bruchsack eingeklemmt				Tageschirurgische Behandlung
		Darm	Ovar	Blinddarm	Blase	
20 %	5 %	81 %	8 %	8 %	3 %	91 %

c

Komplikation									
Re-operation	Gefäß-verletzung	Blutung	Ductus deferens-Verletzung*	Hoden-ischämie	Sekundärer Hoden-hochstand	Postoperative Schwellung in der Hodengegend	Leisten-hernien-rezidiv	Blasen-verletzung
0,5 %	0,001 %	0,5 %	1 %*/0,1 %	0,1 %	0,2 %	8,9 %	0,3 %	0,001 %

*Ductus deferens-Verletzungen durch Operationen von Nicht-Kinderchirurgen (Evidence Based Medicine)

Weiterführende Tipps

❯ Hodentorsion

◘ Abb. 1

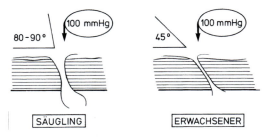

Anatomischer Verlauf des Leistenkanals bei Säuglingen und Erwachsenen. Auffällig ist, dass bei Neugeborenen und Säuglingen der Anulus inguinalis profundus und der Anulus inguinalis superficialis nahezu vertikal übereinander liegen. Der Verlauf des Leistenkanals durch die Bauchdecken ist vertikal. Bei Erwachsenen ist der Verlauf des Leistenkanals in schräger Richtung durch die Bauchdecke, da der Anulus inguinalis profundus und superficialis auseinander weichen und somit der Leistenkanal in schräger kranio-kaudaler Richtung verläuft. Deshalb ist bei intraabdomineller Druckerhöhung bei Säuglingen der Vorfall von Eingeweiden durch die Bauchdecken in vertikaler Richtung häufiger und einfacher als bei älteren Patienten, bei denen, bei gleichem intraabdominellen Druck aufgrund des Parallelogramms der Kräfte bei schräg verlaufendem Leistenkanal, die Gefahr des Vorfallens von Eingeweiden geringer ist

Leistenbruch, eingeklemmter 141

Abb. 2

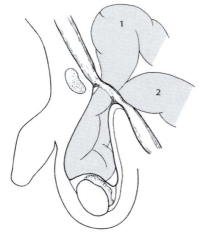

Schematische Darstellung eines eingeklemmten Leistenbruches, wobei der zuführende Darmanteil mit Stuhlgang gefüllt ist (1) und dadurch der abführende Darmanteil komprimiert wird (2)

Abb. 3

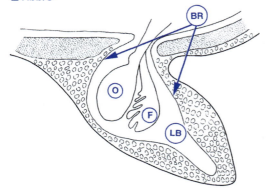

Schematische Darstellung des intraoperativen Situs bei einem Leistenbruch beim Mädchen. Eingeklemmt sind hierbei das Ovar (O) und die Fimbrien (F) bei bestehendem Leistenbruch (LB). Die Bruchsackränder (BR) sind entsprechend vermerkt

Abb. 4

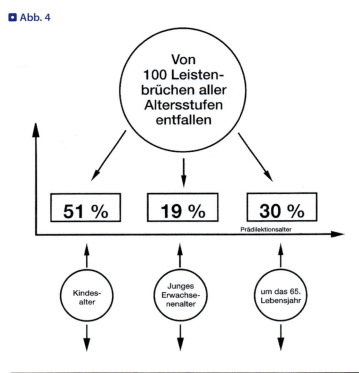

Vergleichende Zusammenstellung der Häufigkeit von Leistenbruch bei Erwachsenen und Kindern, nach Geschlecht getrennt, im Hinblick auf direkte, indirekte und eingeklemmte Leistenbrüche

Literatur

Audry G, Johanet S, Achrafi H et al. (1994) The risk of wound infection after inguinal incision in pediatric outpatient surgery. Eur J Pediatr Surg 4:87–99

Desch LW, DeJonge MH (1996) Weight gain: a possible factor in deciding timing for inguinal hernia repair in premature infants. Clin Pediatr 35:251–255

Grosfeld JL (1989) Current concepts in inguinal hernia in infants and children. World J Surg 13:506–515

Kemmotsu H, Oshima Y, Joe K et al. (1998) The features of contralateral manifestations after the repair of unilateral inguinal hernia. J Pediatr Surg 33:1099–1102

Melone JH, Schwartz MZ, Tyson KR et al. (1992) Outpatient inguinal herniorrhaphy in premature infants: is it safe? J Pediatr Surg 27:203–207

Nixon RG, Pope JC, Adams MC et al. (2002) Laparoscopic variability of the internal inguinal ring: review of anatomical variation in children with and without a patent processus vaginalis. J Urol 167:1818–1820

Puri P, Guiney EJ, O'Donnell B (1984) Inguinal hernia in infants: the fate of the testis following incarceration. J Pediatr Surg 19:44–46

Schwobel MG, Schramm H, Gitzelmann CA (1999) The infantile inguinal hernia –a bilateral disease. Pediatr Surg Int 15:115–118

Surana R, Puri P (1994) Iatrogenic ascent of the testis: an underrecognized complication of inguinal hernia operation in children. Br J Urol 73:580–581

Tackett LD, Breuer CK, Luks FL et al. (1999) Incidence of contralateral inguinal hernia: a prospective analysis. J Pediatr Surg 34:684–687

Tovar JA (2003) Inguinal hernia. In: Puri P Newborn Surgery. Arnold, London, S 561

Uemura S, Woodward AA, Amerena R et al. (1999) Early repair of inguinal hernia in premature babies. Pediatr Surg Int 15:36–39

Willital GH, Meier H (1983) Ursachen von Komplikationen und Rezidiven beim Leistenbruch bei Mädchen. Langenbeck's Arch Chir 361

Willital GH, Lehmann RR (2004) Chirurgie im Kindesalter. Rothacker Verlag

Willtal GH, Meier CM (2005) Inguinal hernia. Digital Video Archiv Paediatr. Surg. Research Center, Greven / Münster (available on demand, e-mail: g.willital@web.de)

Liquor, blutiger

T. Hoek

Ziel
Einfache differenzialdiagnostische Hilfen bei blutig tingiertem Liquor.

Problem
Gerade beim unreifen Frühgeborenen ist der per Lumbalpunktion gewonnene Liquor nicht ganz selten blutig tingiert. In diesem Fall kann die meist dringend zu klärende Frage, ob eine infektiös bedingte Liquorpleozytose, eine intraventrikuläre Blutung oder eine iatrogene Blutbeimengung vorliegt, nicht sofort beantwortet werden.

Lösung und Alternativen

Zur Beantwortung der Frage, ob eine Liquorpleozytose vorliegt, bestimme man die Anzahl der Erythrozyten und der Leukozyten mittels Blutbildgerät im Liquor. Sodann wird die Erythrozytenzahl im parallel entnommenen peripheren Blutbild bestimmt.

Der folgende Quotient: Erythrozyten (Liquor) × Leukozyten (Blutbild)/Erythrozyten (Blutbild) ergibt die Anzahl der bei artefizieller Blutung zu erwartenden Leukozyten im Liquor.

Liegt die ermittelte Zahl der Leukozyten signifikant über diesem Wert, so spricht dies für eine infektiös bedingte Pleozytose und im Verdachtsfall sollte antibiotisch behandelt werden. Die Kultur bringt dann Gewissheit.

Zur Beantwortung der Frage, ob eine intraventrikuläre Blutung stattgefunden hat, zentrifugiere man den gewonnenen Liquor, sere den gewonnenen Überstand ab und bestimme hieraus den Bilirubinwert. Ist dieser erhöht, so spricht dies für eine stattgefundene intraventrikuläre Blutung. Findet man dann im Ausstrichpräparat noch Makrophagen, so ist dies praktisch beweisend.

Mann-Zeichen-Test

C. Rosenfeld

Ziel

Der Mann-Zeichen-Test eignet sich dafür, schnell einen Überblick und ersten Eindruck vom Entwicklungsalter des Kindes zu bekommen. Der Test ist ab dem 4. Lebensjahr einsetzbar.

Problem

In der Regel ist bei einem ersten Gespräch mit der Mutter und bei Anamneseerhebung wenig Zeit für einen ausführlichen Entwicklungstest. Außerdem besteht die Gefahr, dass sich das Kind bei dem Gespräch zwischen Mutter und Arzt langweilt und unruhig wird.

Lösung und Alternativen

Hier bietet sich der Mann-Zeichen-Test an, der einen ersten Überblick über den geistigen Entwicklungsstand geben kann. Das Kind bekommt den Auftrag: „Zeichne einen Mann" oder „Zeichne einen Menschen".

Zur Auswertung wird die Zahl der gezeichneten Körperteile zusammengezählt, durch 4 dividiert und 3 addiert. Dies ergibt das Mann-Zeichen-Alter, das normalerweise mit dem Lebensalter übereinstimmt. Der Test kann ab dem 4. Lebensjahr benutzt werden. Er ersetzt keinen Intelligenztest.

Literatur

Ziller H (1996) Der Mann-Zeichen-Test in detailstatistischer Auswertung. Münster

Melanom, malignes

G.H. Willital

Ziel

Erkennung von Frühwarnsymptomen für ein mögliches malignes Melanom:
1. Objektive Symptome
- schnelle Größenzunahme eines Naevus
- Entstehung einer höckrigen Oberfläche
- Zunahme der Pigmentierung
- blau-schwarze-Verfärbung
- rötlicher, entzündlicher Hof um einen Naevus
- Blutungsneigung
- Ulzeration
- regionäre Metastasierung in Form kleiner Satellitenknötchen
- Anschwellung der zugehörigen Lymphknoten
2. Subjektive Symptome
- Schmerzen
- Juckreiz
- „Es arbeitet in der Geschwulst."

Problem

Wichtig ist die frühzeitige Diagnosestellung.
Klinisch dermatologische Diagnose
Ein erfahrener Kinderarzt kann typische Melanombilder als solche klinisch erkennen. Das gilt auch für die Differenzialdiagnose zum Ausschluss eines malignen Melanoms bei zahlreichen Hautläsionen. Doch gelegentlich ist die Ausschlussdiagnose rein klinisch nicht mit der notwendigen Sicherheit möglich. Vor der Entscheidung für die radikale operative Behandlung ist eine histologische Untersuchung stets erforderlich. Die klinische Diagnose erfolgt aufgrund typischer Form- und Farbveränderungen primär normaler Haut oder vorher existierender Naevi.

Bei einem malignen Melanom auf dem Boden einer Melanosis circumscripta praeblastomatosa Dubreuilh (Lentigo-maligna-Melanom) ist besonders charakteristisch das scheckig-braune Aussehen in verschiedenen Braunschattierungen mit unregelmäßiger Begrenzung.

Das superfizielle Melanom ist vielfarbig, ebenfalls mit bogiger, unregelmäßiger Begrenzung. Bei beiden sind weiße Flecken als Zeichen von Rückbildungen zu sehen.

Das noduläre Melanom wächst von anfang an erhaben, exophytisch, mit einheitlicher, häufig tief dunkler, blauschwarzer Farbe. Grundsätzlich muss jede Hautveränderung, was Farbe, Niveau oder Konsistenz anbelangt, besonders in einem bestehenden Naevusbereich, primär den Verdacht auf ein malignes Melanom wecken. Als Frühsymptome gelten eine Flächen- oder Dickenzunahme, eine gleichmäßige oder ungleichmäßige Zunahme der Pigmentierungsintensität sowie Veränderungen der Oberfläche wie raue, schilfrige oder warzige Umwandlungen.

Spätzeichen sind Erosion, Krustenbildung, Blutung und Ulzeration. Man darf dabei nie vergessen, dass sich maligne Melanome auf klinisch völlig normaler Haut entwickeln können.

Histologische Diagnose

Eine Probeexzision im Sinn einer partiellen Entfernung der verdächtigen Hautläsion ist wegen der möglichen Tumorverschleppung oder Wachstumsbeschleunigung kontraindiziert.

Eine Exzision soll immer den gesamten Bereich mit einem Randsaum gesunder Haut und Subkutangewebe umfassen. Lediglich im Gesicht, an der Hand, an Fingern und an kosmetisch ungünstigen Stellen kann die Exzision bis an den Rand der Hautveränderungen reichen.

Wird eine Operation in Lokalanästhesie durchgeführt, so muss die lokale Infiltration rautenförmig in großem Abstand von der Hautläsion erfolgen. Andernfalls ist eine Leitungsanästhesie oder bei kleinen Kindern eine Vollnarkose empfehlenswert. Eine sofortige Schnellschnittuntersuchung kann nicht in allen Kliniken eine Diagnose erbringen. In diesen Fällen ist ein Langsamschnitt durchzuführen und das endgültige Ergebnis abzuwarten, um den Grad der histologischen Tiefeninvasion und der Tumordicke zu ermitteln.

Lösung und Alternativen

Das maligne Melanom ist ein Tumor der Haut bzw. der Schleimhaut, der aus pigmentbildenden Geweben hervorgeht (> *Tab. 1*).

Tab. 1
Übersicht auf die verschiedenen Hauttypen und das Melanomrisiko im Zusammenhang mit Sonnenlichtexposition

Typ	Phänotyp	Reaktion auf Sonnenbestrahlung		Melanomrisiko
		Sonnenbrand	Bräunung	
I	Haut: hell Haare: rötlich bis rotblond Augen: blau, grün	immer	nie	2,1
II	Haut: hell Haare: blond bis hellbraun Augen: blau, grau, blau	immer	wenig	1,5
III	Haut: hellbraun Haare: dunkelblond bis braun Augen: braun	selten	gut	1,2
IV	Haut: hell- bis mittelbraun Haare: dunkelbraun Augen: braun	nie	immer	1,0

Vorstufen des malignen Melanoms sind:
- Melanosis circumscripta praeblastomatosa Dubreuilh (Lentigo maligna)
- Naevus pilosus („Tierfellnaevus")
- Dysplastisches Naevuszellnaevus-Syndrom
  Nur frühzeitiges Erkennen, dass sich ein Naevuszellnaevus in ein

Melanom umwandelt und die frühzeitige Exzision können eine optimale Heilungschance gewähren. Deshalb ist die rechtzeitige Erkennung der Melanomwarnzeichen, also von Veränderungen am existierenden Naevuszellnaevus, so wichtig (❯ *Tab. 2*). Leicht zu behalten ist die ABCD-Regel:
A = Asymmetrie (Entrundung)
B = Begrenzung (Randveränderung)
C = Colorit (Farbveränderung)
D = Durchmesser (Größenzunahme).

Bei der Entfernung von Naevi zur Melanomprophylaxe ist folgendes zu beachten:
Bei Vorliegen einer erheblichen Zahl verschiedenster Naevi kann es sich bestenfalls um eine prophylaktische Entfernung bestimmter Formen mit möglicherweise erhöhtem Risiko der malignen Entartung handeln. Die Meinungen hierüber sind allerdings geteilt und wechseln in den letzten Jahren. Eine Lentigo maligna ist sicher als Präkanzerose zu betrachten und entsprechend zu behandeln. Naevuszellnaevi vom epidermalen oder Grenzflächentyp werden als potenziell gefährdend angesehen. Weiterhin ist die Bedeutung einer chronischen Traumatisierung oder nicht sachgemäßen Behandlung von Naevi nicht ausreichend geklärt. Sicher ist, dass jede Veränderung von Form und Farbe, insbesondere, wenn sie von anderen Malignitätsmerkmalen begleitet wird, als dringender Verdachtsmoment bezüglich Malignität zu werten ist. In solchen Fällen ist eine Exzision mit histologischer Klärung der Diagnose erforderlich.

◘ **Tab. 2**
Melanomrisiko bei Naevuszellnaevi in Abhängigkeit von ihrer Größe

	Kleine	Mittlere	Große
Größe [cm]	< 1,5	1,5–19,9	> 20
Aussehen	braunschwarz, flach-erhaben	braunschwarz, oft papillomatös und behaart	braunschwarz, oft behaart und riesig
Melanomrisiko [%]	0,8–3	2,6–8	3,6–31

Weiterführende Tipps

> Dermatose, juckende

Literatur

Bauch J, Halsband H, Hempel K, Rehner M, Schreiber HW (1998) Manual Ambulante Chirurgie I/II. Gustav Fischer Verlag Ulm, Stuttgart, Jena, Lübeck

Henne-Bruns D, Düring M, Kremer B (2001) Chirurgie. Thieme Verlag, Stuttgart

Hirner A, Weise K (2004) Chirurgie –Schnitt für Schnitt. Thieme Verlag, Stuttgart

Koslowski L, Bushe KA, Junginger Th, Schwemmle K (1999) Die Chirurgie. Schattauer, Stuttgart, New York

Willital GH, Lehmann RR (2001) Chirurgie im Kindesalter. Spitta Verlag, Rothacker Verlag

Meningismus

T. Hoek

Ziel

Unterscheidung zwischen echtem Meningismus und muskulärer bzw. angstbedingter Verspannung.

Problem

Bei hohem Fieber kommt es nicht selten zu Kopf- manchmal auch Nackenschmerzen. Die besorgten Eltern stellen ihr Kind dann mit der Sorge vor, es könne eine Meningitis haben.
Bei der klassischen Meningismusprüfung – häufig vorher schon mehrfach von den Eltern durchgeführt – verspannt sich das Kind und gibt Nackenschmerzen an.

Lösung und Alternativen

Setzen Sie das Kind auf die Untersuchungsbank. Weisen Sie es auf einen Fleck im unteren Bereich seines T-Shirts oder auf eine imaginäres Stelle am Fuß hin. Wenn das Kind nun schnell und ungehindert den Kopf senkt, um Ihrem Hinweis zu folgen, ist ein echter Meningismus praktisch ausgeschlossen.

Literatur

Dr. Kirsten Stollhoff, Hamburg (persönliche Mitteilung)

Mikroaspirationen bei gastroösophagealem Reflux

G.H. Willital

Ziel
Diagnostik des gastroösophagealen Refluxes, Therapie des Refluxes.

Problem
Die Ursache von rezidivierenden Bronchitiden und Hustenanfällen kann eine Refluxerkrankung sein. Diese wiederum kann zurückzuführen sein auf anatomisch-pathologische Veränderungen an der Durchtrittstelle des Ösophagus durch das Zwerchfell (Hiatuspathologie, ❯ *Abb. 1*).

Lösung und Alternativen

Wenn konservative Maßnahmen in der Therapie von Bronchitiden, Mikroaspirationen, Dysphagien, Husten und epigastrischen Schmerzen über einen Zeitraum von ca. 6 Monaten keine Besserung bringen, sollten zur Klärung die folgenden Maßnahmen durchgeführt werden:
1. Röntgenkontrastdarstellung von Ösophagus, Magen und Duodenum. Erfassung bzw. Ausschluss einer axialen Hiatushernie, einer paraösophagealen Hiatushernie, eines Upside down stomach, eines Roviralta Syndroms oder einer duodenalen Passagestörung.
2. 24-h-pH-Metrie zur Bestimmung der Häufigkeit und der Dauer von Refluxepisoden und Messung des intraösophagealen pH-Wertes (quantitative Erfassung saurer gastroösphagealer Episoden).
3. Refluxszintigramm der Speiseröhre zur Bestimmung eines gastroösophagealen Refluxes und zum Aspirationsnachweis.
4. Ösophagusmanometrie mit Bestimmung des Verschlussmechanismus des unteren Ösophagussphinkters (LES) und Erfassung der Druckverhältnisse während des Schluckaktes.

5. Endoskopie des Ösophagus zur Beurteilung makroskopisch sekundärer Veränderungen (Savari / Millar, Grad I–IV) und gegebenenfalls Biopsien zur Beurteilung einer Entzündung und zum Ausschluss eines Barrett-Ösophagus.
6. Sonographienachweis von Refluxepisoden.

Der gastroösophageale Reflux mit häufigem Regurtitieren ohne Hinzutreten von weiteren Symptomen im Säuglingsalter ist physiologisch und hat keinenKrankheitswert (Auswachsen des LES-Muskels im Durchmesser und in der Höhe). Dieser Reifungsprozess ist ca. bis zum 18. Lebensmonat nachweisbar und durch Manometrie und endoskopischen Ultraschall festzustellen. Da es im wachsenden Organismus auch eine Maturation des LES gibt, ist zunächst bei festgestelltem gastroösophagealen Reflux eine konservative Therapie indiziert. Wenn diese Therapie nach Absetzen erneut zu den Refluxsymptomen führt, insbesondere bei Hiatushernien, ist eine chirurgische Therapie indiziert, um sekundäre Schäden an Ösophagus und Lunge zu vermeiden.

Biopsien mit ösophagitischen Veränderungen sind wichtig zur Entscheidung für eine operative Therapie bei Versagen einer medikamentösen Behandlung.

Bei unkompliziertem gastroösophagealen Reflux ist auch ohne vorausgegangene Diagnostik eine symptomatische Therapie mit Steigerung der Fütterungsfrequenz, Andicken der Nahrung und Lagerungstherapie indiziert. Ein therapeutischer Stufenplan ist bei leichtem oder ausgeprägtem gastroösophagealen Reflux mit Prokinetika und Aziditätsreduktionen gegeben. Die Therapiedauer erstreckt sich über 3–6 bzw. 12 Monate. Bei rezidivierenden Symptomen nach Therapieende ergibt sich die Indikation zur Operation.

Weiterführende Tipps

❯ Erbrechen, rezidivierendes, Bauchschmerzen, rezidivierende, Subileus rezidivierender nachLaparotomie/Laparoskopie

◘ Abb. 1

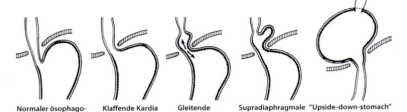

Normaler ösophago-gastraler Übergang   Klaffende Kardia   Gleitende Hiatushernie   Supradiaphragmale Hiatushernie   "Upside-down-stomach"

Die verschiedenen Typen der Hiatushernie

Literatur

Ashcraft KW, Holder TM (1980) Pediatric Surgery. WB Saunders, Philadelphia

Boix-Ochoa J (1986) Adress of honored Guest: The Physiological Approach to the Management of Gastric Esophagel Reflux. J Pediatr Surg 21:1032–1039

Boston VE(2003) Gastro-esophageal reflux. In: Puri P Newborn Surgery. Arnold, London, S 369

Buts JP, Barudi C, Moulin D et al. (1986) Prevalence and treatment of silent gastro-esophageal reflux in children with recurrent respiratory disorders. Eur J Pediatr 145:396–400

Callahan CW (1998) Primary tracheomalacia and gastroesophageal reflux in infants with cough. Clin Pediatr 37:725–731

Esposito C, Montupet P, Reinberg O (2002) Laparoscopic surgery for gastroesophageal reflux disease during the first year of life. J Pediatr Surg 36:715–717

Herbst JJ, Book LS, Johnson DG et al. (1979) The lower esophageal sphincter in gastroesophageal reflux in children. J Clin Gastroenterol 1:119–123

Houyoux C, Forget P, Garzaniti N et al. (1986) Is the macroscopic aspect of the esophagus at endoscopy indicative of reflux esophagitis? Endoscopy 8:4–6

Leape LL, Ramenofsky ML (1980) Surgical treatment of gastroesophageal reflux in children. Am J Dis Child 134:935–938

Lopes LR, Brandalise NA, Andreollo NA et al. (2001) Videolaparoscopic surgical treatment of gastroesophageal reflux disease modified by a Nissen technique – clinical and functional results. Rev Assoc Med Bras 47:141–148

Ramenofsky ML (1986) Gastroesophageal reflux in infants: Controversies in diagnosis and therapy. Current Surg 43:282–286

Turnage RH, Oldham KT, Coran AT et al. (1989) Late results of fundoplication for gastroesophageal reflux in infants and children. Surgery 105:457–464

Vandenplas Y, Helven R, Goyvaerts H et al. (1990) Reproducibility of continous 24 hour esophageal pH monitoring in infants and children. Gut 31:374–377

Vandenplas Y, Derde MP, Piepsz A (1992) Evaluation of reflux episodes during simultaneous esophageal pH monitoring and gastroesophageal reflux scintigraphy in children. J Pediatr Gastroenterol Nutr 14:256–260

Zaninotto G, Molena D, Ancona E (2000) A prospective multicenter study on laparoscopic treatment of gastroesophageal reflux disease in Italy: type of surgery, conversions, complications, and early results. Study Group for the Laparoscopic Treatment of Gastroesophageal Reflux Disease of the Italian Society of Endoscopic Surgery (SICE). Surg Endosc 14:282–288

Mykoplasmenpneumonie

T. Hoek

Ziel
Einfache differenzialdiagnostische Hilfe für die Auswahl des richtigen Antibiotikums bei nachgewiesener Pneumonie.

Problem
Das Antibiotikum der Wahl bei nachgewiesener bakterieller Pneumonie im Kindesalter ist ein Breitspektrumpenicillin wie z. B. die Aminopenicilline, alternativ kommen Cephalosporine der 1. und 2. Generation zum Einsatz.
Bei über 30 % der kindlichen Pneumonien sind aber Mykoplasmen der verantwortliche Erreger, so dass es in diesen Fällen unter herkömmlicher antibiotischer Therapie zum Therapieversagen kommen wird.

Lösung und Alternativen

Im Zuge einer Mykoplasmeninfektion kommt es praktisch immer zur Bildung von Kälteagglutininen, deren Konzentration sogar mit dem Schweregrad der Infektion korreliert.

Man lasse also eine BSG bei Raumtemperatur parallel mit einer BSG im Kühlschrank laufen. Ergibt sich hierbei eine deutlich höhere Senkungsbeschleunigung im Kühlschrank, so spricht dies für eine Mykoplasmeninfektion und es sollte ein Makrolidantibiotikum gewählt werden.

Nabel, nässender

G.H. Willital

Ziel

Beseitigung der Sekretion von Flüssigkeit aus der Nabelgegend durch Verschorfung eines Nabelgranuloms durch $AgNO_3$-Stift oder durch 3-maligen Wechsel von NaCl hyperton getränkten Kompressen (3 %ig) oder Verschluss des Ductus omphaloentericus bzw. des Urachus von einem infraumbilikalen semizirkulären Hautschnitt.

Problem

Ursachen eines nässenden Nabels können sein:
1. Das Ligamentum teres hepatis, in dem die Nabelarterien und die Nabelvene verlaufen, hat sich nicht komplett verschlossen, sondern infiziert. Es kommt zu einem Abszess bzw. einer Zyste mit phlegmonöser Entzündung.
2. Der Ductus omphaloentericus, der embryonale Dottergang, der eine Verbindung zwischen Nabel und distalem Ileum darstellt, hat sich nicht verschlossen. Hier kommen verschiedene Rückbildungsstörungen vor. Bei einem persistierenden Ductus omphaloentericus kommt es zu einer Absonderung von Sekret aus dem Darm, wobei Stuhlbakterien im Abstrich zu finden sind.
3. Persistierender Urachus, wobei klare Flüssigkeit (Urin infiziert oder nicht infiziert) zur Absonderung kommt. In allen Fällen ist zunächst eine bakteriologische Untersuchung des nässenden Nabels erforderlich. Eine Ultraschalluntersuchung kann Aufschluss darüber geben, ob innerhalb der Bauchdecken eine Gangverbindung zur Blase vorliegt. Eine Kontrastdarstellung über einen offenen Fistelgang gibt Aufschluss über eine mögliche Kommunikation zum Darm oder zur Blase (> *Abb. 1*).

Wichtig ist die Frühdiagnose und die Vermeidung einer fortschreitenden Infektion. Der persistierende Urachus kann als Streuherd von Bakterien angesehen werden. Wenn der persistierende offene oder partiell obliterierte Urachus nicht bis zum Blasenscheitel komplett abgetragen wird, so kann sich später am Blasenscheitel eine divertikelartige Vorwölbung bilden, die dann erneut Anlass zur Infektion der harnableitenden Wege sein kann. Eine Urachuszyste kann sich zu einer pyogenen bzw. zu einer abzedierenden Entzündung entwickeln. Bei einer Ruptur dieser Zyste in die freie Bauchhöhle kann es zu einer Peritonitis kommen. Verbleibendes duktales Gewebe kann sich in seltenen Fällen zu einem Adenokarzinom entwickeln.

◘ Abb. 1

Urachusanomalien

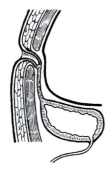
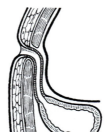
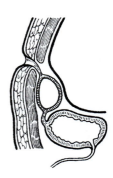

Umbilikale Urachusfistel   Umbilikale Blasenfistel   Urachuszyste

Urachusanomalien: Inkomplett obliterierte Urachusfistel (links), komplette, umbilikale Blasenfistel (Mitte), Urachuszyste (rechts)

Lösung und Alternativen

Zunächst wird man versuchen durch sterile Verbände, lokale Antibiose (z. B. Nebacetin-Puder) und durch Verätzen der sezernierenden Stelle (AgNO$_3$-Stift) die Nabelgegend trocken zu halten und eine Infektion abzuwenden. Als weitere Maßnahmen kommen in Frage:
1. Abstriche für die bakteriologische, virologische, mykologische Untersuchung
2. Abdominelle Ultraschalluntersuchung zur Feststellung eines Ganges oder einer Zyste zur Blase

3. Sondierungsversuch zur Feststellung, ob ein Gang vorliegt nach proximal (Leber), nach innen (Darm) oder nach distal (Blase). Derartige Gänge obliterieren in der Regel zu 30–40 % innerhalb der ersten drei Wochen nach der Geburt. Wenn dies nicht der Fall ist, ist eine kinderchirurgische Konsultation indiziert und gegebenenfalls dann eine operative Revision angezeigt.

Einen Überblick über Urachusanomalien, die häufigste Ursache des nässenden Nabels, gibt ❯ *Abb. 2*.

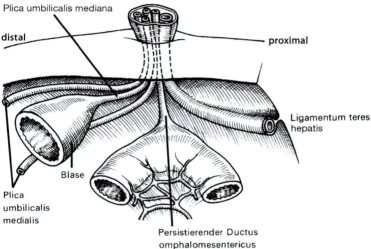

◼ Abb. 2

Die topographische Anatomie des Nabels: in der Plica umbilicalis medialis rechts und links verläuft die obliterierte Arteria umbilicalis. Dazwischen liegt der Urachus, der normalerweise obliteriert ist. Der embryonale Dottergang, Ductus omphaloentericus, ist zum Zeitpunkt der Geburt ebenfalls zurückgebildet. Im Ligamentum teres hepatis verläuft die Vena umbilicalis, die nach der Geburt obliteriert

Weiterführende Tipps

▶ Wundheilungsstörung; ▶ Nabelgefäßkatheterisierung

Literatur

Aarnio P, Salonen IS (2000) Abdominal disorders arising from 71 Meckel's diverticulum. Ann Chir Gynaecol 89:281–284

Bolla G, Longo L, Sartore G (2001) Complications of Meckel´s diverticulum. Pediatr Med Chir 23:129–131

Chirdan LB, Yusufu LM, Ameh EA et al. (2001) Meckel's diverticulum due to Taenia saginata: case report. East Afr Med J 78:107–108

Fenton LZ, Buonomo C, Share JC et al. (2000) Small intestinal obstruction by remnants of the omphalomesenteric duct: findings on contrast enema. Pediatr Radiol 30:165–167

Irving I (1990) Umbilical abnormalities. In: Lister J, Irving IM (eds) Neonatal Surgery 3rd edn. Butterworth, London, S 396–402

Konvolinka CW (2002) Patent omphalomesenteric duct. Surgery 131:689–690

Pinero A, Martinez-Barba E, Canteras M et al. (2002) Surgical management and complications of Meckel's diverticulum in 90 patients. Eur J Surg 168:8–12

Rattan KN, Khurana P, Malik V et al. (2000) Meckel´s diverticulum presenting as acute abdomen in children. Indian J Gastroenterol 19(3):144–145

Sheth NP (2000) Transumbilical resection and umbilical plasty for patent omphalomesenteric duct. Pediatr Surg Int 16:152

St. Vil D, Brandt ML, Panic S (1991) Meckel´s diverticulum in children: a 20 year review. J Pediatr Surg 26:1289–1292

Teitlebaum DH, Polley TZ, Obeid F (1994) Laparoscopic diagnosis and excision of Meckel's diverticulum. J Pediatr Surg 29:495–497

Willital GH, Lehmann RR (2004) Chirurgie im Kindesalter. Rothacker Verlag

Nabelgefäßkatheterisierung

T. Hoek

Ziel
Leicht erlernbare, schonende und schnell durchführbare Technik der Nabelgefäßkatheterisierung mit nur geringem Risiko einer via falsa.

Problem
Wegen strenger Indikationsstellung wird eine Nabelgefäßkatheterisierung heute deutlich seltener als früher durchgeführt. Jüngere Kollegen haben deshalb weniger Erfahrung. Der nicht einfache Eingriff wird dadurch schwieriger, misslingt häufiger und hat höhere Komplikationsraten. Besonders das langfristige Manipulieren erhöht die Infektionsgefahr, das Sondieren die Perforationsgefahr sowie das Risiko einer Katheterfehllage.

Lösung und Alternativen

Professor Töllner aus Fulda stellt deshalb eine alternative Technik vor, bei der das Gefäß nicht quer durchtrennt, sondern nur tangential unvollständig eröffnet wird:

Voraussetzung ist, dass ein mindestens 5 cm langer Nabelschnurrest zwischen Haut und Nabelklemme stehen bleibt.

Nach üblicher Vorbereitung wird dann unter streng sterilen Kautelen in 4 Einzelschritten vorgegangen:

1. Mit einer zum Nabel hin konvex gebogenen Schere wird die Warton-Sulze bis zur Außenfläche des zu katheterisierenden Gefäßes freigelegt (❯ *Abb. 1*).
2. Mit der unteren Branche einer feinen geraden Schere wird im flachen Winkel in das Gefäß eingestochen und mit einem kleinen Scherenschlag von wenigen Millimetern die Vorderwand des Gefäßes eröffnet, dabei aber die Hinterwand stehen gelassen (❯ *Abb. 2*).

3. Nach Abtupfen und Kontrolle, ob die Öffnung groß genug für den Katheter ist, wird der Katheter etwa 1 cm oberhalb der Spitze mit einer anatomischen Pinzette gefasst.
4. Dann kann der Katheter im Winkel von etwa 45°, bei Druck gegen die Rückwand des Gefäßes, durch die entstandene Öffnung eingeführt werden (❯ *Abb. 3*).

◘ Abb. 1

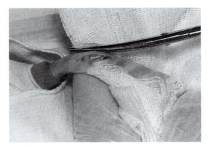

Freilegung der Warton-Sulze mit einer konvex gebogenen Schere bis zur Außenfläche des zu katheterisierenden Gefäßes

◘ Abb. 2

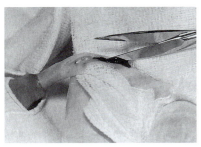

Einstechen des Gefäßes mit der unteren Branche einer feinen geraden Schere und Eröffnung der Vorderwand des Gefäßes, wobei die Hinterwand intakt bleibt

Abb. 3

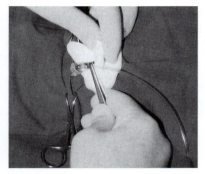

Einführen des Katheters im Winkel von ca. 45 ° mit Hilfe einer anatomischen Pinzette, an der intakten Hinterwand des Gefäßes entlanggleitend

Das Katheterlegen gelingt auf diese Art in der Regel in kürzester Zeit, da man keinen falschen Weg in die Adventitia des Gefäßes bohren kann und der Katheter an der Rückwand des Gefäßes, die nicht durchtrennt worden ist, entlang gleitet.

Literatur

Töllner U (1998/1999) Nabelgefäßkatheterisierung, eine einfache und erfolgreiche Methode. Pädiat Prax 55:593–597

Nägelkauen

T. Hoek

Ziel

Einfach zu erlernende Verhaltensmodifikation gegen psychosozial stigmatisierendes Nägelkauen im Kindes- und Jugendalter.

Problem

Nägelkauen hat im Kindes- und Jugendalter eine Prävalenzrate von 20–30 %. In den allermeisten Fällen liegt keine tiefergreifende neurotische Störung vor. Bei der großen Mehrzahl der Betroffenen wird dies mittlerweile als „Nervous Habit" („dumme Angewohnheit") ähnlich wie Daumenlutschen, Zähneknirschen oder Fingerknacken ohne eigentlichen Störungswert eingeschätzt.
Dennoch besteht in der Regel beträchtlicher Leidensdruck, gepaart mit der Sorge, man könne als psychisch gestört eingeschätzt werden.

Lösung und Alternativen

Nach sicherem Ausschluss einer tiefergreifenden Persönlichkeitsstörung sollte der Betroffene ein Tagebuch darüber führen, wie oft und in welchen Situationen das Nägelkauen auftritt.

Dies sind in der Regel Situationen erhöhter Anspannung und Leistungssituationen. Nachdem nun eine Sensibilisierung des Patienten dafür, in welchen Situationen der Impuls zum Nägelkauen auftritt, stattgefunden hat, wird zunächst eine konkurrierende, mit dem Nägelkauen nicht vereinbare Verhaltensweise trainiert: das Schließen der Finger zur Faust (Competing-Response-Training). Sodann wird eine rituelle, tägliche Nagelpflege vereinbart und – wann immer im sozialen Umfeld möglich – wird der Faustschluss bei Anspannung durch die Nagelpflege ersetzt.

Dieses „Habit-Reversal-Training", von Azrin und Nunn entwickelt, stellt eine effiziente, ökonomische und leicht erlern- und vermittelbare therapeutische Technik zur Behandlung von Nägelkauern dar.

Wichtig hierbei ist, dass die konkurrierende Verhaltensweise in fast allen alltäglichen Situationen anwendbar und ein Nachgeben des Nägelkauimpulses während dieser konkurrierenden Reaktion unmöglich ist.

Als Präventions- und Rückfallmaßnahme soll der Patient lernen, den Zustand der Nägel täglich zu überprüfen, die Nagellänge bzw. gepflegte Nagelränder bewusster wahrzunehmen und sich so an eine regelmäßige Nagelpflege zu gewöhnen.

Azrin et al. geben für die beschriebene Technik eine Abnahme der Frequenz des Nägelkauens im Mittel um 98 % an mit stabilen Effekten nach 5 Monaten.

Für Modifikationen dieses Therapieansatzes bei artverwandten Verhaltensauffälligkeiten wie z. B. Fingerknacken oder Daumenlutschen auch bei kleineren Kindern sind der Fantasie keine Grenzen gesetzt (z. B. Talisman oder Edelstein in der Hosentasche umschließen als Competive-Response).

Literatur

Azrin NH, Nunn RG (1973) Habit reversal: a method of eliminating habits and tics. Behav Res Ther 11:619–628

Göpel CH (2000) Nägelkauen im Kinder- und Jugendalter. Pädiat Prax 58:387–394

Nägelschneiden, Kleinkinder

C. Rosenfeld

Ziel
Eine Methode bei Kleinkindern, auch wenn sie unruhig sind die Nägel zu schneiden.

Problem
Kleinkinder sind oft unruhig beim Nägelschneiden, weil sie sich nicht gerne festhalten lassen und fürchten geschnitten zu werden.

Lösung und Alternativen

Der Tipp einer Mutter: Wenn die Mutter mit ihrem Fingernagel auf die Lunula drückt, hält das Kind still, so dass man in Ruhe die Fingernägel schneiden kann.

Abb. 1

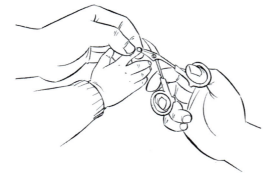

Druck des Daumens auf die Lunula

Weiterführende Tipps

▶ Nägelschneiden, Neugeborene

Nägelschneiden, Neugeborene

T. Hoek

Ziel
Eine sichere Methode Neugeborenen die Finger- und Fußnägel zu kürzen, ohne dass es dabei zu Verletzungen oder Infektionen kommen kann.

Problem
Nicht selten kommt es zu ausgedehnten und schmerzhaften kratzbedingten Exkoriationen der Gesichtshaut mit und ohne Superinfektion bei Neugeborenen, deren Fingernägel bereits über das Nagelbett hinausragen und zudem oft eingerissen und scharfkantig sind.

Aufgrund der winzigen anatomischen Verhältnisse bei oft bewegungsunruhigem Kind kommt es beim Nägelschneiden leicht zu Verletzungen der Nagelhaut und des Nagelbettes.

Häufig entwickelt sich hieraus – oder aber auch in Folge eines ungeschnittenen, gesplitteten Nagels – eine Paronychie, die lokal oder gar systemisch antibiotisch behandelt werden muss.

Lösung und Alternativen

Benutzen Sie anstatt einer Nagelschere eine feine Nagelfeile, am besten nach dem Baden oder im Schlaf.

Weiterführende Tipps

> Nägelschneiden, Kleinkinder

Literatur

Hüwer H-D (2001/2002) Nagelschnitt bei Neugeborenen. Pädiat Prax 60:562

Narben

G.H. Willital

> **Ziel**
>
> Präventative Maßnahmen, um entstellende Narben zu vermeiden. Frühzeitige Lokalbehandlung von heilenden Wunden, die zu Narben neigen, mit dem Ziel eine dünne, schmale, kosmetisch unauffällige Narbe zu erreichen.

> **Problem**
>
> Hypertrophe, breite, niveauerhabene Narben können entstehen durch Wundinfektionen, Blutgerinnungsstörungen, Faktor XIII-Mangel, erhöhte Spannung auf der Wunde, Hautschnitte, die nicht den Spaltlinien der Haut folgen, Ischämie im Wundbereich während der Operation durch Zug an den Wundhaken, durch fehlende atraumatische subkutane Nahttechnik, durch eine inadäquate intrakutane Hautnaht (Technik, Nahtmaterialtyp, Nahtmaterialstärke), durch fehlende Wunddrainagen bei zu erwartenden Hämatomen oder Seromen, durch Eiweißmangel oder vorausgegangene zytostatische Therapie. Es ist zu unterscheiden zwischen hypertrophen Narben bedingt durch eine überschießende Kollagenproduktion und Keloiden. Keloide sind ein eigenständiges Krankheitsbild, wobei das Keloid über das Hautniveau und über die Wundränder hinauswächst, die gesunde Haut infiltriert, keine spontane Rückbildung zeigt und eine hohe Rezidivtendenz aufweist.

Lösung und Alternativen

Bei bekannter Neigung zu hypertrophen Narben bzw. bei sich anbahnenden Wundheilungsstörungen im Sinn von Narbenbildungen kann postoperativ bei der Erstvorstellung in der Praxis bereits nach Entfernung der Fäden eine Narbenprophylaxe durchgeführt werden:
- Beginn der Behandlung ca. 14 Tage nach der Operation

- Lokalapplikation: 3 × täglich Salbenapplikation z. B. Contractubex, die aus Extractum cepae, Allantoin und Heparin besteht. Die hydrophile Salbe wird ca. 3–5 min lokal eingerieben und am Abend mit einer elastischen Binde abgedeckt, um eine längere Einwirkzeit zu erreichen. Zusätzlich wird ein Kompressionsverband angelegt, wenn dies aufgrund der Lokalisation möglich ist. Die Gesamtdauer der Applikation erstreckt sich meist über 4–6 Monate. Die Rückbildungstendenz der Narbe kann durch Ultraschalluntersuchungen objektiviert werden (❯ Abb. 1).
- Was bewirkt Allantoin? Es erhöht die Wasserbindungskapazität, wirkt keratolytisch, fördert die Penetration anderer Wirkstoffe wie Heparin durch die Hornschicht und hat eine reizmildernde Wirkung.
- Was bewirkt Heparin? Es wirkt antiphlogistisch, antiallergisch und inhibitorisch auf die Fibroblasten-Proliferation, erhöht den Hautturgor im Wundbereich und lockert die Kollagenstruktur auf.
- Was bewirkt Extractum cepae? Es hemmt die Firbroblasten-Proliferation und entwickelt eine antimitotische Aktivität.

Abb. 1

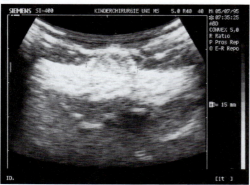

Beurteilung der Narbenausdehnung, der Narbentiefe und der Narbenrückbildung bei entsprechender Therapie mit Hilfe des Ultraschalls, wobei Ultraschallsonden mit 7,5–20 MHz Anwendung finden

Alternative Möglichkeiten der Narbenbehandlung sind die Anwendung des Erbium Lasers, des Nd:YAG-Lasers und des CO2-Lasers. Hierbei sind im Durchschnitt 3 – 5 Laserapplikationen notwendig.

Eine Corticosteroidbehandlung kann als intrakutane Injektion (10 mg, 1 : 5 verdünnt) im 4 Wochenrhythmus erfolgen, eine intraoperative Wundrandinjektion mit Corticosteroiden ist möglich oder eine perkutane Applikation kontinuierlich über 2 – 3 Wochen. Diese Therapie kann auch als Kombinationsbehandlung mit corticoidsteroidfreien Salben durchgeführt werden.

Weiterführende Tipps

> Wundheilungsstörung

Literatur

Bauch J, Halsband H, Hempel K et al. (1998) Manual Ambulante Chirurgie I / II. Gustav Fischer Verlag Ulm, Stuttgart, Jena, Lübeck

Henne-Bruns D, Düring M, Kremer B (2001) Chirurgie. Thieme Verlag, Stuttgart

Hirner A, Weise K (2004) Chirurgie – Schnitt für Schnitt. Thieme Verlag, Stuttgart

Koslowski L, Bushe KA, Junginger T, Schwemmle K (1999) Die Chirurgie. Schattauer Stuttgart, New York

Willital GH, Lehmann RR (2001) Chirurgie im Kindesalter. Spitta Verlag, Rothacker Verlag

Neugeborene, 5-Minutenuntersuchung post partum im Kreißsaal

G.H. Willital

Ziel

Früherkennung von Ösophagus- und Analatresien durch einfache Diagnostik unmittelbar nach der Geburt.

Problem

Trotz pränataler Diagnostik mit hoher Verlässlichkeit (ca. 95 %) können Fehlbildungen am Ösophagus und am Enddarm unmittelbar nach der Geburt unentdeckt bleiben.

Lösung und Alternativen

Es wird deshalb empfohlen, unmittelbar nach der Geburt die Durchgängigkeit von Ösophagus und Enddarm zu überprüfen. Dies kann mit einer Sonde (Charrière 8 – 10) erfolgen, wobei die Sonde über die Nase vorgeschoben wird. Die richtige Lage der Sonde erkennt man daran, dass geringgradig Flüssigkeit über die Sonde zurückfließt, die Sonde ca. 20 cm vorgeschoben werden kann, die Innenseite der Sonde sich nicht beschlägt (spricht für eine Fehllage in der Trachea) und kein Hustenreiz beim Vorschieben der Sonde entsteht. Verwendet man aus falscher Vorsicht eine zu dünne Magensonde, so kann sich diese aufgrund ihrer Flexibilität im Falle einer Ösophagusatresie im proximalen Ösophagussegment aufrollen und eine Durchgängigkeit vortäuschen, obwohl eine Atresie vorliegt. Analog dazu erfolgt die Sondierung des Anus und Überprüfung der Durchgängigkeit des Enddarms (❯ *Abb. 1 und 2*).

◘ Abb. 1

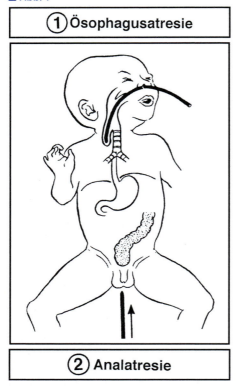

1: Durch Sondierung der Speiseröhre mit einer Sonde der Stärke Charrière 8–10 kann bereits wenige Stunden nach der Geburt eine Ösophagusatresie festgestellt werden. Der Magenschlauch lässt sich nicht durch die Speiseröhre in den Magen vorschieben. Damit ist der Hinweis auf eine Ösophagusatresie gegeben.
2: Im Rahmen dieser Untersuchung wird mit einem Kunststoffschlauch der Größe Charrière 8 der Anus sondiert und die Durchgängigkeit des Analkanals überprüft

◘ Abb. 2

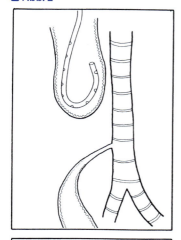
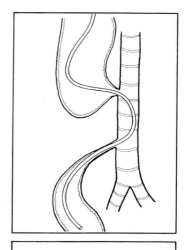

Schlauch zu dünn rollt sich im proximalen Segment auf

Schlauch passiert 2 Fisteln

Schematische Darstellung der Fehldiagnose einer Ösophagusatresie, weil ein zu weicher und zu dünner Magenschlauch zur Sondierung der Speiseröhre verwendet wurde (linkes Bild), der sich im proximalen Ösophagussegment aufrollt und fälschlicherweise eine Durchgängigkeit der Speiseröhre vortäuscht. Eine Röntgenübersichtsaufnahme des Thorax allerdings würde diese Fehldiagnose sofort aufzeigen. Im rechten Bild ist ebenfalls eine mögliche Fehldiagnose einer Speiseröhre dargestellt, da der Magenschlauch über eine obere ösophagotracheale Fistel bei bestehender Ösophagusatresie in die Trachea abwandert und von da aus über eine distale ösophagotracheale Fistel in das untere Ösophagussegment und von da aus in den Magen vorgeschoben werden kann. Auch hier können die Thoraxübersichtsaufnahme und der Verlauf des kontrastgebenden Schlauches Hinweise auf diese Fehlbildung geben. Beim Zurückziehen des Schlauches und Instillation von Gastrografin (1 : 1 verdünnt, 1 ml) kann dann die Atresie bzw. die ösophagotracheale Fistel dargestellt werden

Sollte die Durchgängigkeit der Speiseröhre nicht gewährleistet sein und hat man beim Vorschieben einen Stopp festgestellt, so sollte in dieser Position zunächst eine Thoraxübersichtsaufnahme durchgeführt werden. Ausnahmsweise kann man über den Schlauch 1 ml Gastrografin (1 : 1 verdünnt) instillieren und dabei den Passagestopp im oberen Ösophagusanteil feststellen. Diese Maßnahme hat auch den Vorteil, dass man dadurch die sehr seltene obere ösophagotracheale Fistel röntgenologisch feststellen kann. Wichtig ist es, dass am Ende dieser Maßnahme die wasserlösliche Flüssigkeit wieder abgesaugt werden kann, um eine Aspiration zu vermeiden. Die Thorax- und Abdomenübersichtsaufnahme mit einer kontrastgebenden Sonde im oberen Ösophagussegment im Falle einer Ösophagusatresie hat folgende Bedeutung: Findet man bei weiter nicht vorschiebbarer Sonde im oberen Ösophagussegment im Abdomen an verschiedenen Stellen Luft verteilt, so deutet dies auf eine Ösophagusatresie mit distaler tracheoösophagealer Fistel hin bei gleichzeitiger Durchgängigkeit im Dünn- und Dickdarmbereich. Findet man bei dieser Röntgenaufnahme im Oberbauch zwei getrennte Flüssigkeitsspiegel mit jeweils einer Luftsichel („Double bubble"), so ist dies ein Hinweis auf eine Ösophagusatresie mit einer distalen tracheoösophagealen Fistel und einem Passagehindernis im Duodenum. Ist auf dem Röntgenbild das Abdomen insgesamt luftblasenfrei, so handelt es sich mit großer Wahrscheinlichkeit um eine Ösophagusatresie ohne Fistelverbindung zum tracheobronchialen System.

Ist einmal eine Ösophagusatresie festgestellt, so sollte unmittelbar danach in das obere Ösophagussegment eine Doppellumensonde eingeführt werden (Replogle Tube), damit Sekret über diese Sonde abgesaugt werden kann, ohne dass sich hierbei die Sonde durch die Sogwirkung an die Schleimhaut anlegt und verstopft. Diese Maßnahme ist die wichtigste im Hinblick auf die Vermeidung einer Aspiration.

Weiterführende Tipps

- Mikroaspirationen bei gastroösophagealem Reflux

Literatur

Bartz HJ, Tonner PH, Kluth D et al. (2000) Tube obstruction in operation of esophageal atresia. Brief review of intraoperative complications based on a case report. Zentralbl Chir 125:178–182

Bax KM, Zee DC van der (2002) Feasibility of thoracoscopic repair of esophageal atresia with distal fistula. J Pediatr Surg 37:192–196

Beasley SW (1996) A practical approach to the investigation and management of long gap oesophageal atresia. Indian J Pediatr 63:737–742

Chen HC, Tang YB (2000) Microsurgical reconstruction of the esophagus. Semin Surg Oncol 19:235–245

Davison P, Poenaru D, Kamal I (1999) Esophageal atresia: Primary repair of a long gap variant involving distal pouch mobilization. J Pediatr Surg 34:1881–1883

Esposito C, Centonze A, Settimi A (2002) The efficacy of laparoscopy in detecting and treating associated congenital malformations in children. Surg Endosc 4

Gupta A, Narasimhan KL (2000) Pitfalls in the diagnosis of esophageal atresia. Indian Pediatr 37:801–802

Gupta DK, Arora M, Srinivas M (2001) Azygos vein anomaly: the best predictor of a long gap in esophageal atresia and tracheoesophagal fistula. Pediatr Surg Int 17:101–103

Kimura K, Nishijima E, Tsugawa C et al. (2001) Multistaged extrathoracic esophageal elongation procedure for long gap esophageal atresia: Experience with 12 patients. J Pediatr Surg 36:1725–1727

Kumar A (2000) Pitfalls in the diagnosis of esophageal atresia. Indian Pediatr 37:1287

Losty PD, Baillie CT (2003) Esophageal atresia and tracheo-esophageal fistula. In: Puri P Newborn Surgery. Arnold, London, S 337

Michaud L, Guimber D, Sfeir R et al. (2001) Anastomotic stenosis after surgical treatment of esophageal atresia: frequency, risk factors and effectiveness of esophageal dilatations. Arch Pediatr 8:268–274

Myers NA (1986) The history of oesophageal atresia and tracheo-oesophageal fistula: In: Rickham PP (ed) Progress in Pediatric Surgery, 20th edn. Springer, Berlin Heidelberg New York, S 1670–1984

Nakazato Y, Landing BH, Wells TR (1986) Abnormal Auerbach plexus in the esophagus and stomach of patients with esophageal atresia and tracheo-esophageal fistula. J Pediatr Surg 11:831–837

Romeo C, Bonanno N, Baldari S et al. (2000) Gastric motility disorders in patiens operated on for esophageal atresia and tracheoesophageal fistula: long-term evaluation. J Med Assoc Thai 83:352–357

Ruangtrakool R, Spitz L (2000) Early complications of gastric transposition operation. Indian Pediatr 37:1287

Schaarschmidt K, Stratmann U, Kerremans et al. (1992) Experimentelle Herstellung einer Ösophagusatresie IIIb durch ösophgaotrachaele Anastomose am Minipig-Ferkel und Verschluss der „ösophgaotrachealen Fistel" durch endoskopische Lasercoagulation (Nd:YAG-1320 nm) mit neu entwickeltem Radialstrahler. Chir Forum Experim Klin Forschung, Springer, Berlin Heidelberg New York

Schärli AF (1992) Esophageal reconstuction in very long atresias by elongation of the lesser curvature. Pediatr Surg Int 7:101–105

Snajdauf J, Pycha K, Vyhnanek M et al. (1999) Esophageal reconstruction using the stomach in children. Rozhl Chir 78:515–519

Spitz L, Kiely EM, Morecroft JA et al. (1994) Oesophageal atresia: at risk groups for the 1990's. J Pediatr Surg 29:723–725

Vidiscak M, Smrek M (2001) Esophageal atresia: delayed surgical treatment of the long segment. Rozhl Chir 80:178–180

Willital GH (1977) Neue Wege in der Kinderchirurgie in „Aspekte moderner Chirurgie". Perimed Verlag 327: S 663

Obstipation und Diarrhoe

G.H. Willital

> **Ziel**
>
> Konservative Beseitigung dieser Symptome, Diagnostik der zugrundeliegenden Ursachen, kausale Therapie.

> **Problem**
>
> Zwei scheinbare gegensätzliche Symptome müssen diagnostisch geklärt werden, um eine entsprechende kausale Therapie durchführen zu können.

Lösung und Alternativen

In den meisten Fällen ist die bekannte und über längere Zeit andauernde Obstipation das Leitsymptom. Im Rahmen dieses Stuhlstaus im Dickdarm kommt es oberhalb der harten Stuhlmassen oder des oft monströsen Kotsteins zu einem Fäulnisstuhlgang mit Verflüssigung. Hierbei kann es dann entweder zu einem Abgang eines monströsen Stuhlballens mit nachfolgendem flüssigen, übelriechenden Stuhl kommen oder bei überdehntem Rektum mit einem palpablen Kotstein zu einem flüssigen Stuhlabgang zwischen Rektumwand und Kotsteinoberfläche. Der flüssige Stuhlgang ist aber immer die Folge einer massiven Obstipation mit einem durch Bakterien ausgelösten Fäulnisstuhlgang. In jedem Fall ist ein exaktes diagnostisches Vorgehen empfehlenswert:

- Genaue Anamnese,
- rektale Untersuchung,
- abdomineller Palpationsbefund,
- Auskultation,
- abdomineller Ultraschall,
- Röntgenkontrastuntersuchung,
- röntgenologische Passagezeitbestimmung,

- anorektale Manometrie,
- rektale Doppelsaugbiopsie,
- Endoskopie,
- endoanaler Ultraschall.

Die oben aufgeführten diagnostischen Maßnahmen ermöglichen die Klärung der Ursachen für Obstipation und Sekundärpathologie (Diarrhoe). Daraus ist dann eine kausale Therapie abzuleiten. Als Sofortmaßnahme kann ein Gastrografineinlauf durchgeführt werden, um den impaktierten Stuhl im Rektum zu lösen und das Rektum freizubekommen. Die Zusammensetzung des Einlaufes:

10 ml Gastrografin, 10 ml Olivenöl, 10 ml Kamillosan, 70 ml 0,9 %ige NaCl-Lösung. Vor der Suche nach psychogenen Ursachen und deren Therapie ist es empfehlenswert organische Ursachen auszuschließen. Als organische oder funktionelle Ursachen der Obstipation und der sekundären Diarrhoe kommen in Frage:

Analstenose, anorektale Fehlbildung, Rektumstenose, Aganglionose, Hypoganglionose, hypoplastische Hypoganglionose, Desmose, neuronale intestinale Dysplasie Typ A oder B, Ganglienzellunreife, Sphinkterachalasie, paradoxes Reflexverhalten des Musculus sphincter internus, Sigma elongatum / Dolichosigma, Fehldrehung des kolosigmoidalen Übergangs, intermittierender inkompletter Sigmavolvulus, Flexura lienalis Syndrom, Chileiditi-Syndrom, Pena Operation zur Rekonstruktion des Enddarms bei anorektalen Fehlbildungen. Vor allen diagnostischen Maßnahmen im Hinblick auf organische und funktionelle Ursachen sollten ausgeschlossen werden: Hypothyreose, Zöliakie, Hypokaliämie, Nachwirkungen nach einer zytostatischen Therapie sowie Adipositas.

Die konservativen Maßnahmen umfassen: Ernährungsberatung, Vermeidung von stopfenden Nahrungsmitteln (Bananen, Äpfel, Karotten), Laxantien, Mikroklist, Bauchdeckenmassage, die über die Head'schen Zonen und über das Rückenmark und über afferente Nervenfasern peristaltikanregend wirken, Fußzonenreflexmassage, Toilettentraining mit einem Toilettenplan, Auslösen des Stuhlentleerungsreflexes entweder durch vorsichtige Dehnung der Analöffnungstelle mit einem Fieberthermometer, einem Finger, einem Dilatationstampon oder einem Hegarstift und gleichzeitiges Bestreichen der Analöffnungstelle mit Bepanthen, um die Gleitfunktion in diesem Bereich zu verbessern.

Vermieden werden sollten in jedem Fall Folgeerscheinungen an der Darmwand *(> Abb. 1)* durch permanente Darmwandüberdehnung, Darmwandischämie und Verlust der Darmwandsensorik (Stuhldrang wird nicht mehr registriert durch Schädigung der Dehnungsrezeptoren in der Darmwand und im Musculus puborectalis). Folgeerscheinungen *(> Abb. 2)* entstehen immer dann, wenn keine kausale Therapie durchgeführt wird oder die konservativen Maßnahmen nicht zum Ziel führen. Folgeerscheinungen können sein: Megarektum, Megasigma, Megakolon, Überfließinkontinenz, rektales Trägheitssyndrom (rectal inertia syndrome), Fibrose der Darmwand, Zerstörung der Darmwandstruktur und der glatten Muskulatur, Zerreißung der Nexus, d. h. der Darmwandinnervationsnetze.

Die chirurgischen Maßnahmen umfassen, abhängig von der jeweiligen Ursache und Diagnose und gegebenenfalls nach erfolgter konservativer Therapie Dehnungen des Analkanals z. B. mit Dehnungstampons, partielle Sphincteromyotomie, minimal invasive Dickdarmsegmentresektionen.

Weiterführende Tipps

> Obstipation und Teilinkontinenz

Literatur

Abbasoglu L, Fansu Salman F, Baslo B et al. (2004) Electromyographic studies on the external anal sphincter in children with operated anorectal malformations. EurJ Pediatr Surg 14:103 – 107

Husberg B (2001) Results of endoanal ultrasonography in children wih anorectal anomalies. Abstract book on demand of 39th symposium of CAES, Münster

Nixon HH (1979) Essentials in Pediatric Surgery, Lippingcott, London

Springer A, Willital GH (2000) Anorectal manometry as a differential diagnostic procedure for functional or organic constipation in childhood. Abstract book on demand of: Surgery in children – advanced technologies on diagnosis and treatment. Interdisciplinary international congress, Münster

Trigg PH, Belin R, Haberkorn S et al. (1974) Experiences with a Cholinesterase Histochemical

Abb. 1a, b

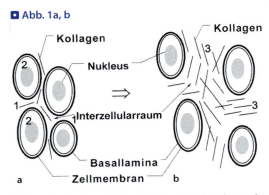

Schematisch dargestellte elektronenmikroskopische Befunde einer normalen, funktionstüchtigen Sigmadarmwand: a mit normal breitem Interzellularspalt (1) zwischen den glatten Muskelzellen (2). b zeigt eine massiv megasierte Sigmadarmwand (Megasigma, Megakolon), die sich intraoperativ hart anfühlt, eine weißlich porzellanartige Farbe aufweist und kaum eine Peristaltik zeigt. Im elektronenmikroskopischen Bild erkennt man: massiv verbreiteter Interzellularspalt (3) mit kollagenem Bindegewebe und Proteoglykanen. Der Kontakt der glatten Muskelzellen untereinander ist unterbrochen. Die Basallamina an den Muskelzellen ist zerstört, Vesikel an der Zellwand sind nicht mehr vorhanden. Die Struktur der Darmwand ist zerstört. Die Folge ist eine Funktionsstörung des Darmes.

Technique for rectal Suction Biopsies in the Diagnosis of Hirschsprung's Disease. J Clin Path 27:207

Willital GH (2004) Anorectal incontinence – therapy by incontinence tampons. Poster at the BAPS Meeting, Oxford (available on demand, e-mail: g.willital@web.de)

Willital GH (2004) Continence tampons. Poster at the interdisciplinary international congress of new developments – surgery in children, Münster (available on demand, e-mail: g.willital@web.de)

Willital GH (1992) Nicht invasiv endoskopisch-sonographische Determinierung perirektaler Muskulatur. Zentr Bl Kinderchir 1:101

Willital GH (1976) Vermeidung von Fehlern bei der Diagnostik und Therapie chronischer Obstipation. Monatsschr Kinderh 124:357

◘ Abb. 2a, b

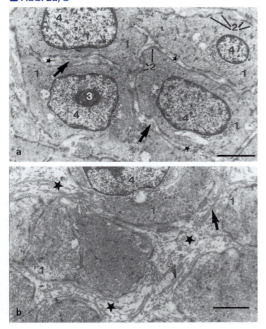

Elektronenmikroskopische Aufnahme: a Normal breiter Interzellularspalt (*) mit wenigen kollagenen Fibrillen (Pfeile) zwischen den glatten Muskelzellen (1) der Tunica muscularis. Sie liegen so dicht benachbart, dass ein Kontakt benachbarter Zellen ermöglicht wird (2 Dense bodies, 3 Nukleolus, 4 Zellkern). b Durch viele kollagene Fibrillen (Pfeile) verbreiterter Interzellularspalt (*) in der Tunica muscularis beim Megakolon. Mit zunehmender Entfernung wird der Kontakt benachbarter Muskelzellen unterbrochen. Der Balken entspricht 2 μm

Obstipation und Teilinkontinenz

G.H. Willital

Ziel
Klärung der Ursache der chronischen Obstipation, kausale Therapie der Teilinkontinenz.

Problem
Wenn nach 3–6-monatiger symptomatischer Therapie die erhoffte Besserung nicht eintritt, empfiehlt es sich organische und funktionelle Störungen auszuschließen.

Lösung und Alternativen

Die symptomatische Therapie umfasst zunächst eine Kostumstellung (Reduzierung von Äpfeln, Bananen und Karotten), vermehrte Flüssigkeitszufuhr, orale Abführmittel, Klistiere oder Reinigungseinläufe. Bauchdeckenmassage über die Head'schen Zonen führt zu einer Anregung der Dünndarmperistaltik. Empfehlenswert ist weiterhin ein Stuhlentleerungs- und Toilettentraining, das 3 × täglich durchgeführt und protokolliert werden sollte. Der gestörte Stuhlentleerungsreflex kann durch eine lokale Applikation von Bepanthen an die Analöffnungsstelle wieder gebahnt und ausgelöst werden.

Bei Ausbleiben einer Besserung: ambulante oder kurzstationäre Einweisung zur sogenannten diagnostischen Trias: anorektale Sektormanometrie, Saugbiopsie, Endoskopie des Enddarms und eventuell endoanaler Ultraschall. Dadurch können folgende funktionelle oder organische Störungen, die zu einer chronischen Obstipation und bei Andauern der Symptomatik zu einer Überdehnung der Beckenbodenmuskulatur mit einer daraus resultierenden Schließmuskelhalteschwäche (Teilinkontinenz) führen, ausgeschlossen bzw. gefunden werden:

Analstenose, Rektumstenose, Megarektum, Megasigma, rektales Inertiasyndrom, Überfließinkontinenz, Fehldrehung / peritoneale Fehlfixation des kolosigmoidalen Übergangs, ultrakurze aganglionäre Segmente, längere aganglionäre Segmente nach der Klassifikation von Nixon, Dysganglionosen, hypoplastische Hypoganglionose (Meier-Ruge), neuronale intestinale Dysplasie Typ A und B, Sphinkterachalasie, paradoxes Reflexverhalten, Sphinkterhemmreflexsyndrom nach Operationen anorektaler Anomalien.

Für diese Diagnostik benötigt man einen erfahrenen Kinderproktologen. Falls diese Untersuchungen keine der oben genannten Diagnosen ergeben, sollte eine kinderpsychologische Betreuung in Abstimmung mit den Eltern angestrebt werden.

Die Teilinkontinenz ist eine Sekundärpathologie bei über Jahre andauernder chronischer Obstipation mit einem Megarektum und einer sekundären Überdehnung der Beckenbodenmuskulatur mit nachfolgender Halteschwäche der Enddarmschließmuskulatur. Sobald kein Stuhlstau mehr auftritt, z. B. durch Reinigungseinläufe, stellt sich innerhalb von wenigen Wochen der erste Behandlungserfolg ein: die Schließmuskulatur ist nicht mehr überdehnt, sie gewinnt wieder ihren normalen Ruhetonus und es stellen sich wieder normale Kontinenzverhältnisse ein. In jedem Fall muss aber die Ursache für diese Beschwerden diagnostisch herausgefunden werden und kausal therapiert werden. Der therapeutische Erfolg konservativer Maßnahmen stellt sich je nach Dauer der Anamnese häufig nach 3–6 Monaten ein. Sollte aufgrund der Ausgeprägtheit bzw. der Ursache der funktionellen oder organischen Störung kein Erfolg eintreten, so ist mit den Eltern, den Kinderärzten und einem erfahrenen Dickdarmchirurgen das weitere therapeutische Konzept gemeinsam zu planen.

Weiterführende Tipps

> Obstipation und Diarrhoe

Literatur

Al-Kouder G, Nawaz A, Gerami C (2002) Volvulus of the sigmoid colon in a child. Saudi Med J 23:594–596

Altarac S, Glavas M, Drazinic I et al. (2001) Experimental and clinical study in the treatment of sigmoid volvulus. Acta Med Croatica 55:67–71

Avisar E, Abramowitz HB, Lernau OZ (1997) Elective extraperitonealization for sigmoid volvulus: an effective and safe alternative. J Am Coll Surg 185:580–583

Barroso Jornet JM, Balaguer A, Escribano J et al. (2003) Chilaiditi syndrome associated with transverse colon volvulus: first report in a paediatric patient and review of literature. Eur J Pediatr Surg 13:425–428

Bhatnagar BN, Sharma CL, Gautam A et al. (2004) Gangrenous sigmoid volvulus: a clinical study of 76 patients. Int J Colorectal Dis 19:134–142

Bosman C, Devito R, Fusilli S (2001) A new hypothesis on the pathogenesis of intestinal pseudo-obstruction by intestinal neuronal dysplasia (NID). Pathol Res Pract 197:789–796

Brisseau GF, Langer JC (2000) Surgical approaches to pediatric defecatory disorders. Curr Gastroenterol Rep 2:241–247

Castiglia PT (2001) Constipation in children. J Pediatr Health Care 15:200–202

Chung CC, Kwok SP, Seung KL et al. (1997) Laparoscopy-assisted sigmoid colectomy for volvulus. Surg Laparosc Endosc 7:423–425

De Caluwe D, Kelleher J, Corbally MT (2001) Neonatal sigmoid volvulus: a complication of anal stenosis. J Pediatr Surg 36:1079–1081

De Caluwe D, Yoneda A, Akl U et al. (2001) Internal anal sphincter achalasia: outcome after interna sphincter myectomy. J Pediatr Surg 36:736–738

De Castro R, Casolari E, Cal JA et al. (1986) Sigmoid volvulus in children: a case report. Z Kinderchir 41:119–121

Edmar A, Piyaraly S, Boumahni B et al. (1998) Intestinal malrotation complicated by intermittent and recurrent volvulus. Arch Pediatr 5:433–434

Ertem M, Tanyleli E, Erguney S et al. (1995) Measurement of the sigmoid colon and its relationship with volvulus. Bull Assoc Anat 79:5–6

Frizelle FA, Wolff BG (1996) Colonic volvulus. Adv Surg 29:131–139

Gao Y, Li G, Zhang X et al. (2001) Primary transanal rectosigmoidectomy for Hirschsprung´s disease: Preliminary results in the initial 33 cases. J Pediatr Surg 36:1816–1819

Grossmann EM, Longo WE, Stratton MD et al. (2000) Sigmoid volvulus in Department of Veterans Affairs Medical Centers. Dis Colon Rectum 43:414–418

Hendren WH (1978) Constipation caused by anterior location of the anus and its surgical correction. J Peditr Surg 13:505–511

Hutson JM, McNamara J, Gibb S et al. (2001) Slow transit constipation in children. J Paediatr Child Health 37:426–430

Isbister WH (1996) Large bowel volvulus. Int J Colorectal Dis 11:96–98

Januschowski R (1995) Percutaneous endoscopic colopexy – a new treatment possibility for volvulus of the sigmoid. Dtsch Med Wochenschr 120:478–482

Kamenov G, Danchovska D, Chobanov I (1989) Laparoscopic correction of sigmoid volvulus. Vutr Boles 28:78–80

Willital GH, Groitl H, Zeisser E et al. (1977) Functional disorders of distal colon in children. Monatsschr Kinderheilkd 125:2–7

Willital GH, Lehmann RR (2004) Chirurgie im Kindesalter. Rothacker Verlag

Ohrenschmerzen

T. Hoek

Ziel
Soforthilfe bei akuten Ohrenschmerzen; milde, nicht pharmakologische Therapie katarrhalischer und viraler Otitiden.

Problem
Akute Ohrenschmerzen treten meistens sehr plötzlich und nicht selten mitten in der Nacht auf. Was können die Eltern bis zum Arztbesuch am nächsten Morgen unternehmen, um die Schmerzen zu lindern und möglicherweise ein weiteres Voranschreiten der Infektion zu verhindern?

Lösung und Alternativen

Hier hilft das bewährte Hausmittel „Zwiebelpackung". Eine Zwiebel findet sich fast immer im Haushalt. Sie wird geschält und gewürfelt, dann in die Mitte eines Herrentaschentuches gegeben. Sodann wird ein flaches, passgerechtes Päckchen daraus gefaltet, welches mit Klebeband oder Pflaster verschlossen wird.

Das Päckchen auf das betroffene Ohr legen, darüber kommt Watte, zuletzt wird das Ganze mit einer Schalmütze, einem Kopftuch oder einer Stoffwindel befestigt (▶ Abb. 1 und 2).

Anwendungsdauer: 30–60 min, dann gegebenenfalls erneuern.

Die schwefelhaltigen Dämpfe der Zwiebel vermindern zum einen die Oberflächenspannung am Trommelfell und wirken so schmerzlindernd, zum anderen wirken sie nachweislich antiphlogistisch, viruzid und bakterizid.

Bei der Ohrinspektion und gegebenenfalls durch CRP-Bestimmung entscheidet der Kinderarzt dann, ob es sich um einen katarrhalischen Reiz-

Ohrenschmerzen

Abb. 1

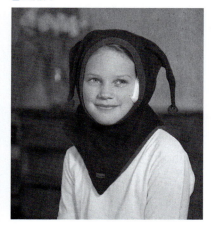

In ein Taschentuch verpackte Zwiebelstücke auf das betroffene Ohr legen, darüber kommt Watte, zuletzt mit einer Mütze befestigen

Abb. 2

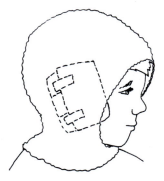

Schematische Darstellung der aufgelegten Zwiebelpackung

zustand handelt, der unter engmaschigen Kontrollen zunächst nicht antibiotisch behandelt werden muss oder ob eine bakterielle Otitis vorliegt, die dann selbstverständlich unverzüglich antibiotisch behandelt werden sollte. Weiterführende Tipps zu diesem Thema finden sich im unten aufgeführten Hausmittelbuch.

Literatur

Dorsch W, Sitzmann FC (1998) Naturheilverfahren in der Kinderheilkunde. Hippokrates Verlag

Hoek T, Suda D (2002) Sichere Hausmittel für mein Kind. Springer, Berlin Heidelberg New York

OP-Zeitplan, Abdomen

G.H. Willital

Ziel
Vermeidung von Zeitverzögerungen und daraus resultierenden Komplikationen bei chirurgischen Erkrankungen.

Problem
OP-Zeitplanabstimmungen sollten in Koordination mit den Leitlinien der Deutschen Gesellschaft für Kinderchirurgie und der Deutschen Gesellschaft für Kinderheilkunde erfolgen. Davon kann es Abweichungen geben aufgrund individueller, lehrmeinungsbezogener Erfahrungsempfehlungen und aufgrund der Weiterentwicklung bestimmter diagnostischer und chirurgischer Verfahren, was im einzelnen in entsprechenden Publikationen dokumentiert ist und nachgelesen werden kann.

Lösung und Alternativen

Eine Übersicht über ausgewählte, abdominelle Erkrankungen und angeborene Fehlbildungen, ihre Häufigkeit, der empfohlene OP-Zeitpunkt bzw. die konservative Therapie und ergänzende Bemerkungen gibt der folgende Operationszeitplan.

Operationszeitplan Abdomen

Aganglionose (Morbus Hirschsprung)
Hypoganglionose mit und ohne Megakolon, hypoplastische Dysganglionose, neuronale intestinale Dysplasie Typ A+B, ultrakurzes, aganglionäres Segment.
Häufigkeit: Aganglionose ca. 1 : 5.000, Hypoganglionose im Gefolge der

Aganglionose bzw. als eigenständiges Krankheitsbild 1 : 15.000, hypoplastische Dysganglionose ca. 1 : 15.000, Ganglienzellunreife ca. 1 : 8.000, neuronale-intestinale Dysplasie ca. 1 : 12.000, ultrakurzes aganglionäres Segment ca. 1 : 4.500.

Operationszeitpunkt: Bei Aganglionose, Hypoganglionose und hypoplastischer Dysganglionose bei Diagnosestellung, bei Ganglienzellunreife abwarten bis der Reifeprozess abgeschlossen ist. Dies kann sich bis zum 4. Lebensjahr, manchmal auch länger erstrecken. Beim ultrakurzen aganglionären Segment ist bei therapieresistenter Dehnung des Darmes über einen Zeitraum von ½ bis 1 Jahr und sekundärem Megakolon eine Sphinkteromyotomie indiziert.

Besondere Hinweise: Bei neuronaler-intestinaler Dysplasie Typ 1+2 ist eine Verlaufbeobachtung zunächst indiziert, die Biopsien sollen im jährlichen Abstand wiederholt werden, eine Ausreifung der Ganglienzellen ist über einen längeren Zeitraum (4 – 5 Jahre) abzuwarten. Bei Aganglionose ist ein Anus praeter im ganglionären Abschnitt bei Neugeborenen und Säuglingen und progredienter oder intermittierend-rezidivierenden Ileuszuständen und Dystrophie indiziert. Definitives Resektionsverfahren nach 4 – 8 Monaten. In gesonderten Fällen ist ein abweichendes Vorgehen mit primärer Resektion (Laparatomie oder Laparoskopie) oder ausschließlich perineales Vorgehen ohne Kolostomie indiziert.

Anorektale Anomalien
Häufigkeit: ca. 1 : 3.500.
Operationszeitpunkt: Sofort, wegen des sich entwickelnden Ileus bzw. des Stuhlstaus im Dickdarm bei vorhandener dünner Fistelverbindung.
Besondere Hinweise: Operationsindikation und Verfahrenswahl entsprechend der Analatresietypen. Bei hohen Analatresien eine Kolostomie und nach 2 – 6 Monaten Kontinuitätsherstellung des Enddarms. Bei tiefen Analatresien: perineale Rekonstruktion in der Neugeborenenperiode. Abweichendes Vorgehen entsprechend der Analatresietypen möglich.

Appendizitis
Häufigkeit: Jeder achte Mensch erkrankt an einer Appendizitis.
Operationszeitpunkt: Sofort nach Diagnosestellung.
Besondere Hinweise: Diagnose wird durch Palpation, rektale Untersu-

chung, Ultraschalluntersuchung und Anamnese gestellt. Laboruntersuchungen haben eine untergeordnete Rolle. Fehldiagnosen durch positiven Urinbefund und Stuhlbefund möglich.

Bauchtrauma
Häufigkeit: Im Vorschulalter. Besonders genaue Untersuchung des Abdomens (Pankreas) ist notwendig bei Fahrradlenker-Verletzungen.
Operationszeitpunkt: Sofort bei Ruptur und progredienter Blutung aus Organrupturen.
Besondere Hinweise: Abdomineller Ultraschall, gegebenenfalls peritoneale Bauchspülung bei Hinweisen auf eine Organruptur mit Blutung. Amylasebestimmung zur Frühdiagnose einer Pankreasläsion.

Colitis ulcerosa
Häufigkeit: Altersverteilung 1 – 20 Jahre und 50. – 60. Lebensjahr
Operationszeitpunkt: Therapie primär konservativ, Operation nur bei erfolgloser konservativer Behandlung oder bei lebensbedrohlichen Komplikationen.
Besonder Hinweise: Bei sehr schlechtem Allgemeinzustand als Erstmaßnahme Ileostomie oder Kolostomie. Gefahr der malignen Entartung gegeben.

Duodenalatresie
Häufigkeit: ca. 1 : 6.500.
Operationszeitpunkt: Sofort nach Diagnosestellung.
Besondere Hinweise:
1. Komplette Passagebehinderung: Atresie
2. Partielle Passagebehinderung durch: Stenose, Pancreas anulare, intraluminelle Membran, Laddsche Bänder, Malrotation, Volvulus, präduodenale Pfortader. Diagnosestellung durch Ultraschall, Röntgenuntersuchung und Endoskopie.

Gastroösophagealer Reflux
❯ *Hiatushernie (OP-Zeitplan, Thorax)*

Gallengangsatresie
Häufigkeit: ca. 1 : 35.000.
Operationszeitpunkt: Nach Diagnosestellung.
Besondere Hinweise: Kann ein Ikterus im Säuglingsalter nicht innerhalb der ersten 4 Lebenswochen geklärt werden, so ist eine Leberbiopsie dringend indiziert. Bei Operationsindikation (Hepatoportoenterostomie) soll der operative Eingriff vor der achten Woche erfolgen.

Gastrointestinale Blutung
Operationzeitpunkt: Operationsindikation gegeben in lebensbedrohlichen Situationen.
Besondere Hinweise: Häufigste Ursachen im Neugeborenenalter: hämorrhagische Erkrankungen. Bei Säuglingen und Schulkindern: infektiöse Diarrhoe, bei älteren Kindern: peptisches Ulcus, Ösophagusvarizen, Meckel'sches Divertikel, Dickdarmpolypen, Analfissuren, Hämorrhoiden.

Gastroschisis/Omphalozele
Häufigkeit: ca. 1 : 3.500.
Operationszeitpunkt: Sofort nach Feststellung der Omphalozelen auch konservative Therapie möglich.
Besondere Hinweise: Ca. 9 % aller Neugeborenen mit Gastroschisis/Omphalozele haben weitere assoziierte Fehlbildungen im Bereich des gastrointestinalen Systems. Omphalozelen haben deutlich mehr gastrointestinale Fehlbildungen, Gastroschisis kommt häufiger bei Frühgeborenen vor. Prognoseverbesserung durch intraoperative Mekoniumlyse und Bauchdeckenerweiterungsplastik mit bioabbaubaren Patches (TUTOPATCH).

Hydrozele
Häufigkeit: 1 : 500.
Operationszeitpunkt: Im ersten bis zweiten Lebensjahr.
Besondere Hinweise: Hydrozelen können sich im Verlauf des ersten Lebensjahres zurückbilden. Meist besteht eine Kommunikation zur Bauchhöhle. Diese muss ligiert und durchtrennt werden. Punktion ist keine kausale Therapie.

Ileusformen
Operationszeitpunkt: Sofort.
Besondere Hinweise: In Frage kommen: eingeklemmter Leistenbuch, Invagination, Volvulus, Malrotation, Bridenileus, Dünndarm- und Dickdarmatresie, Morbus Hirschsprung, Mekoniumileus, Mekoniumileusäquivalent.

Invagination
Häufigkeit: 1 : 1.250.
Operationszeitpunkt: Sofort.
Besondere Hinweise: Primär Versuch einer hydrostatischen Desinvagination im Frühstadium.
Leitsymptome: Kolikartige, rezidivierende Bauchschmerzen.

Kryptorchismus
Häufigkeit: 1 % am Ende des ersten Lebensjahres, 10 – 15 % davon doppelseitig, in ca. 18 – 20 % mit einem nicht entfalteten Leistenbruch verbunden, der den Hoden in Fehlposition hält.
Operationszeitpunkt: Am Ende des zweiten Lebensjahres muss der Hoden entweder spontan, durch hormonelle Therapie oder durch Operation im Skrotum sein.
Besondere Hinweise: Man unterscheidet einen Gleithoden von einem Pendelhoden: beim Gleithoden handelt es sich um einen Hoden, der hoch im Skrotalfach im Bereich des Anulus inguinalis superficialis lokalisiert ist. Er stellt eine Lageanomalie dar mit analoger Operationsindikation wie beim Kryptorchismus. Beim Pendelhoden liegt ein retraktiler Hoden ohne Operationsindikation vor. Der Hoden sollte spätestens am Ende des zweiten Lebensjahres im Skrotum sein, andernfalls kommt es zu einer
a) verminderten Anzahl von Spermatogonien
b) verminderten Anzahl von Tubulusquerschnitten (Tubulusatrophie)
c) vermehrten Fibrose und Verbreiterung des Interstitiums.

Leistenhernie
Häufigkeit: 1 : 50 bei Jungen, 1 : 200 bei Mädchen.
Operationszeitpunkt: Bei Diagnosestellung.
Besondere Hinweise: Eingeklemmte Leistenbrüche können einen akuten notfallchirurgischen Eingriff notwendig machen. Beidseitige Hernien

kommen häufiger bei Mädchen vor. Beide Seiten können in einer Operation korrigiert werden.

Mekoniumileus, Mekoniumperitonitis
Häufigkeit: 10 – 15 % der Kinder, die eine Mukoviszidose haben, können einen Mekoniumileus entwickeln.
Operationszeitpunkt: Sofort.
Besondere Hinweise: Die Grunderkrankung ist in der Regel eine Mukoviszidose mit einer Häufigkeit von 1 : 2.500. Differenzialdiagnostisch sind 4 verschieden Formen des Ileus im terminalen Ileum bekannt: Mekoniumpfropfsyndrom (Curdobstruktion), Mekoniumileusäquivalent, Milchpfropf, Aganglionose.

Morbus Crohn
Häufigkeit: 6 : 100.000.
Operationszeitpunkt:
a) Sofort bei Perforation, toxischem Megacolon, Blutung oder komplettem Ileus
b) Aufgeschobene Dringlichkeit: Septische Komplikationen wie Abszesse, gedeckte Perforationen, Fisteln und Urethralkompression
c) Relative Indikationen: Chronisch rezidivierender Ileus, entero-enterale Fisteln, Konglomerattumore.

Besondere Hinweise: Primär ist immer eine konservative Therapie angezeigt. Chirurgische Maßnahmen sind nur dann gegeben, wenn Komplikationen auftreten. Differenzialdiagnose zur Colitis ulcerosa durch Röntgenkontrasteinlauf, Endoskopie und Histologie.

Nabelbruch
Häufigkeit: 3 %.
Operationszeitpunkt: Im ersten Lebensjahr nur dann, wenn der Durchmesser der Nabelbruchpforte größer als 15 mm ist. Im zweiten Lebensjahr Operationsindikation nach Diagnosestellung.
Besondere Hinweise: Ein Großteil der Nabelhernien bildet sich spontan innerhalb des ersten Lebensjahres zurück. 20 % aller Frühgeborenen und Neugeborenen haben einen Nabelbruch (weiter Nabelring).

Phimose

Häufigkeit: Vorhautverengungen sind innerhalb des ersten und zweiten Lebensjahres physiologisch. Jeder 30. Junge hat Vorhautverklebungen nach dem zweiten Lebensjahr, bei jedem 200. Jungen sind narbige Vorhautverengungen vorhanden.

Operationszeitpunkt: In den meisten Fällen erst nach dem zweiten Lebensjahr.

Besondere Hinweise: Bei Schnürringen und rezidivierender Balanitis besteht auch vor dem zweiten Lebensjahr eine Operationsindikation.

Sigma volvulus

Häufigkeit: ca. 1 : 6.500 bei Kindern mit chronischer Obstipation und Therapieresistenz im Hinblick auf konservative Maßnahmen über einen Zeitraum von 1½ bis 2 Jahren, meist als intermittierender Sigmavolvulus.

Operationsindikation: primär konservative Therapie mit Einläufen, Bauchdeckenmassage, Toilettentraining, Fußzonenreflexmassage, Akupunktur. Wachstumsschübe abwarten. Operation nur bei Ileus oder progredientem Megakolon bei therapieresistenter chronischer Stuhlentleerungsstörung.

Besondere Hinweise: Ausschluss von organischen oder funktionellen Störungen durch Kontrasteinlauf, anorektale Manometrie, Darmwandbiopsien und Endoskopie.

Weiterführende Tipps

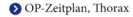 OP-Zeitplan, Thorax

Literatur

Bauch J, Halsband H, Hempel K et al. (1998) Manual Ambulante Chirurgie I / II. Gustav Fischer Verlag Ulm, Stuttgart, Jena, Lübeck

Henne-Bruns D, Düring M, Kremer B (2001) Chirurgie. Thieme Verlag, Stuttgart

Hirner A, Weise K (2004) Chirurgie – Schnitt für Schnitt. Thieme Verlag, Stuttgart

Koslowski L, Bushe KA, Junginger T et al. (1999) Die Chirurgie. Schattauer Stuttgart, New York

Lentze MJ, Schaub J, Schulte FJ et al. (2002) Pädiatrie. Springer, Berlin, Heidelberg, New York
Willital GH, Lehmann RR (2001) Chirurgie im Kindesalter. Spitta Verlag, Rothacker Verlag

OP-Zeitplan, Thorax

G.H. Willital

Ziel
Vermeidung von Zeitverzögerungen und daraus resultierenden Komplikationen bei chirurgischen Erkrankungen einerseits oder Möglichkeiten der konservativen Therapie andererseits.

Problem
OP-Zeitplanabstimmungen sollten in Koordination mit den Leitlinien der Deutschen Gesellschaft für Kinderchirurgie und der Deutschen Gesellschaft für Kinderheilkunde erfolgen. Davon kann es Abweichungen geben aufgrund individueller, lehrmeinungsbezogener Erfahrungsempfehlungen und aufgrund der Weiterentwicklung bestimmter diagnostischer und chirurgischer Verfahren, was im einzelnen in entsprechenden Publikationen dokumentiert ist und nachgelesen werden kann.

Lösung und Alternativen

Eine Übersicht über ausgewählte thorakale Erkrankungen und angeborene Fehlbildungen, ihre Häufigkeit, empfohlene OP-Zeitpunkt bzw. die konservative Therapie und ergänzende Bemerkungen gibt der folgende Operationszeitplan.

Operationszeitplan Thorax

Bronchiektasen
Häufigkeit: 1 : 15.000.
Operationszeitpunkt: Primär immer eine konservative Therapie. Bei umschriebenen Bronchiektasen, d. h. Befall von einzelnen Lungenlappen mit

rezidivierenden Infekten Resektion des entsprechenden Lungenlappensegmentes.
Besondere Hinweise: Es ist immer eine Untersuchung der kontralateralen Seite notwendig, um Bronchiektasen in beiden Lungenflügeln auszuschließen.

H-Fistel (Ösophagotrachealfistel ohne Ösophagusatresie)
Häufigkeit: 1 : 80.000.
Operationszeitpunkt: Bei Diagnosestellung.
Besondere Hinweise: Verlaufsbeobachtung kann zu Aspirationen (Atemnot-Syndrom) führen, Gefahr von Atelektasen und Pneumonien.

Hiatushernie, Gastroösophagealer Reflux
Häufigkeit: 1 : 1.500.
Operationszeitpunkt: Konservative Behandlung meist in den ersten 36 Monaten je nach Schwere und Größe der Hiatushernie bzw. des gastroösophagealen Refluxes.
Besondere Hinweise: Bei längerem Bestehen des gastroösophagealen Refluxes (1½ bis 2 Jahre) Indikation zur Endoskopie. Operation im Stadium Savari/Miller Stadium III bis IV.

Kardiospasmus
Häufigkeit: 1 : 10.000.
Operationszeitpunkt: Konservativer Therapieversuch über einen Zeitraum von 6–12 Monaten.
Besondere Hinweise: Wenn die konservative Therapie nicht zum Erfolg führt, ist eine pneumatische Dehnung bzw. eine HELLERsche Operation indiziert.

Lungenemphysem
Häufigkeit: 1 : 15.000.
Operationszeitpunkt: Nach Diagnosestellung.
Besondere Hinweise: Bei rezidivierenden Infekten, Pneumothorax, expansiver Veränderung des Lungenemphysems ist eine Lungensegmentresektion indiziert.

Lungenzysten
Häufigkeit: 1 : 25.000.
Operationszeitpunkt: Nach Diagnosestellung.
Besondere Hinweise: Lungensegmentresektion.

Ösophagusatresie
Häufigkeit: 1 : 4.500.
Operationszeitpunkt: Sofort nach Diagnosestellung.
Besondere Hinweise: akuter notfallchirurgischer Eingriff aufgrund der Aspirationsgefahr über das proximale Ösophagussegment und über die tracheoösophageale distale Fistel.

Ösophagusstenose
Häufigkeit: 1 : 5.000.
Operationszeitpunkt: Primär konservative Therapie.
Besondere Hinweise: Kausale Therapie der Stenose sollte beachtet werden: häufig Bougieren, selten operieren.

Ösophagusvarizen
Häufigkeit: 1 : 10.000.
Operationszeitpunkt: Bei rezidivierenden lebensbedrohlichen Blutungen.
Besondere Hinweise: Sofortmaßnahmen:
- primär konservativ, Frischblutapplikation
- Senkstaken Sonde, Linton Sonde
- Ösophagusvarizenumstechung transthorakal in jedem Lebensalter bei unstillbarer Blutung.
- Shunt-Operation nach dem 2. Lebensjahr möglich.

Thoraxtrauma.
Häufigkeit: 1 : 17.000.
Operationszeitpunkt: Bei Hämatothorax und Pneumothorax dringliche Operationsindikation.
Besondere Hinweise:
a) Punktion re. und li. Thorax bei Verdacht auf Hämatothorax, Pneumothorax

b) Peritonealspülung bei Hinweisen auf intraabdominelle Blutung
Beachte: Pankreasruptur
c) Diagnostische Thorakoskopie/Laparoskopie

Trichterbrust/Kielbrust
Häufigkeit: 1 : 1.000.
Operationszeitpunkt: Nur bei jedem 10. Patienten mit Trichterbrust / Kielbrust besteht eine Operationsindikation. Vor Schuleintritt: 4. – 6. Lebensjahr bzw. je nach Diagnosestellung.
Besondere Hinweise: Unterschiedliche Beurteilung zur Operationsindikation. Operation nicht vor dem 2. – 3. Lebensjahr, da der Thorax zur Stabilisierung des mobilisierten Brustwandabschnittes häufig sehr schwach ist und die Kinder mit einer aktiven prä- und postoperativen krankengymnastischen Behandlung überfordert sind: gesteigerte Rezidivquote. Nach Möglichkeit nicht nach dem 15. Lebensjahr, da es dann schon zu sekundären Veränderungen der Wirbelsäule und Fehlbildung des Schultergürtels gekommen sein kann. Die Indikation zur Operation (bei Einsenkung der vorderen Thoraxwand über 25 % der normalen Thoraxtiefe) kann auch aus kosmetischen Gründen gestellt werden, da das heute zur Verfügung stehende Verfahren risikoarm ist.

Zwerchfellhernien/Zwerchfelldefekte/Zwerchfellrelaxation
Häufigkeit: 1 : 12.500.
Operationszeitpunkt: Sofort bzw. nach entsprechenden intensivmedizinischen Vorbereitungen.
Besondere Hinweise: Primärer Zwerchfellverschluss oder Patchplastik (Tutopatch), Rives-Plastik. Je früher die Kinder intubiert werden nach der Geburt, umso besser ist die Prognose.

Weiterführende Tipps

> OP-Zeitplan, Abdomen

Literatur

Bauch J, Halsband H, Hempel K et al. (1998) Manual Ambulante Chirurgie I / II. Gustav Fischer Verlag Ulm, Stuttgart, Jena, Lübeck

Henne-Bruns D, Düring M, Kremer B (2001) Chirurgie. Thieme Verlag, Stuttgart

Hirner A, Weise K (2004) Chirurgie – Schnitt für Schnitt. Thieme Verlag, Stuttgart

Koslowski L, Bushe KA, Junginger T et al. (1999) Die Chirurgie. Schattauer, Stuttgart, New York

Lentze MJ, Schaub J, Schulte FJ et al. (2002) Pädiatrie. Springer, Berlin, Heidelberg, New York

Willital GH, Lehmann RR (2004) Chirurgie im Kindesalter. Rothacker Verlag

Panaritium

G.H. Willital

Ziel

Nicht operative Therapie der Fingerentzündung mit dem Ziel der sukzessiven Rückbildung der Infektion und gegebenenfalls Entleerung des Eiters: Ubi pus, ibi evacua.

Problem

Die Panaritiumentstehung hat immer eine Ursache, die kausal zu behandeln ist, um eine erfolgreiche Therapie zu erzielen:
1. Fremdkörper (Dorn, Holzsplitter, Glassplitter) stoßen sich nach Anlegen eines feuchten Verbandes spontan ab oder müssen in Lokalanästhesie entfernt werden.
2. Hämatome unter dem Nagel oder unter der Haut der Finger, die sich sekundär durch Mikrotraumen infizieren.
3. Weichteilverletzungen beim Fingernagelschneiden, Schnittverletzungen, Schürfverletzungen, Prellungen oder Kontusionen.

In den meisten Fällen handelt es sich um ein Panaritium subkutaneum, um ein Panaritium subunguale oder um eine Paronychie (Eiterung im Bereich des Nagelrandes).

Lösung und Alternativen

Die konservative „Trias-Behandlung" ist wichtig:
1. Feuchter Verband mit 3 %iger NaCl-Lösung, am besten unter Luftabschluss durch einen elastischen Verband. Dabei entsteht ein osmotisches Gefälle vom Entzündungsherd (isotonisch) zum feuchten Verband (hypertonisch). Dadurch werden Bakterien, Flüssigkeit und Detritus aus der Wunde in den Wundverband durch Osmose bewegt und es tritt eine osmotische Wundreinigung ein. Fremdkörper wandern aus oberfläch-

lichen Wundarealen an die Wundoberfläche und können dann mit der Pinzette gefasst und entfernt werden. Eine dünne, gespannte Haut kann vorsichtig mit einer mikrochirurgischen oder chirurgischen Pinzette oder einer Butterflynadel vorsichtig eröffnet werden, wodurch sich die Flüssigkeit oder der Eiter entleeren.
2. Lokale Antibiotikaapplikation: Ein Antibiotikum in löslicher Form kann entweder dem 3 %igen Kochsalzverband hinzugegeben oder direkt auf die Wunde appliziert werden (Antibiotikum gelöst, Antibiotikum-Salbe, Antibiotikum-Spray). Dauer dieser Applikation: 4 – 5 Tage. Bei beginnender Phlegmone ist eine orale Antibiotikumtherapie indiziert.
3. Ruhigstellung: Ein häufig gemachter Fehler ist die fehlende, insuffiziente oder zu kurze Ruhigstellung der Finger und des Handgelenks auf einer schmalen Metall-, Kunststoff- oder Scotchcast-Schiene. Die Ruhigstellung garantiert keine Bewegung im infizierten Bereich und damit keine Möglichkeit der flächenhaften Entzündungsausbreitung auf lymphogenem oder hämatogenem Weg. Wenn die Zeichen der Entzündung wie Rötung, Schwellung, Schmerzen und Bewegungseinschränkung nicht nachlassen, ist entweder in Lokalanästhesie die Eiteransammlung / Eiterblase zu eröffnen, z. B. mit einer Butterflynadel, oder es ist in Narkose eine Einfach- oder Doppelinzision an den seitlichen Fingerabschnitten durchzuführen.

Hinweis: Sogenannte Zugsalben können anstelle der 3 %igen Kochsalzlösung als zweite Wahl der Lokaltherapie eingesetzt werden.

Weiterführende Tipps

▶ Fremdkörperentfernung, Haut; ▶ Schnittwunden, Extremitäten

Literatur

Bauch J, Halsband H, Hempel K et al. (1998) Manual Ambulante Chirurgie I / II. Gustav Fischer Verlag Ulm, Stuttgart, Jena, Lübeck

Hirner A, Weise K (2004) Chirurgie –Schnitt für Schnitt. Thieme Verlag, Stuttgart

Koslowski L, Bushe KA, Junginger T et al. (1999) Die Chirurgie. Schattauer, Stuttgart, New York

Schumpelick V, Bleese NM, Mommsen U (2000) Chirurgie. Enke im Thieme Verlag, Stuttgart, New York

Willital GH, Holzgreve A (2005) Definitive Chirurgische Erstversorgung, Walter de Gruyter Verlag, Berlin, 6. Aufl

Paukenröhrchen, Schwimmen

T. Hoek

> **Ziel**
>
> Klärung eines langwährenden Disputes; Erhöhung der Lebensqualität paukendrainierter Kinder.

> **Problem**
>
> Nach der Einlegung von Paukenröhrchen wird fast unisono ein Bade- und Schwimmverbot für die Dauer der liegenden Paukendrainage verhängt. Dies bedeutet nicht nur eine erhebliche Minderung der Lebensqualität dieser kleinen Patienten, es verhindert auch häufig den so essenziell nötigen Schwimmkurs im Kleinkindesalter.

Lösung und Alternativen

Das Lumen des implantierten Paukenröhrchens ist so klein und die Oberflächenspannung eines Wassertropfens so groß, dass Drücke von 12 – 23 cm H_2O nötig sind, um Wasser durch die Öffnung eines Paukenröhrchens zu pressen. Diese Druckverhältnisse treten beim normalen Oberflächenschwimmen nicht auf.

Keine einzige Arbeit, die Schwimmer mit Nichtschwimmern verglichen hat, ergab eine erhöhte Otorrhoerate in der Gruppe der Schwimmer. Darüber hinaus wurde auch keine signifikant größere Otorrhoehäufigkeit für „Paukenröhrchenkinder" ohne Wasserschutz gegenüber solchen mit Wasserschutz festgestellt.

Schwimmen mit Paukenröhrchen ist daher uneingeschränkt einige Tage nach der Paukenröhrchenlage möglich; etwas mit Vaseline gefettete Watte im Gehörgang trägt zusätzlich sowohl zum Schutz bei unbeabsichtigtem Kopfuntertauchen als auch zur Beruhigung der Eltern bei.

Beim Haarewaschen sollte jedoch mit Watte oder auch unter Zuhilfenahme eines leeren Bechers, der über das Ohr gestülpt wird, unbedingt verhindert werden, dass das mit Keimen und Seifenlösung belastete Haarwaschwasser in den Gehörgang gelangt. Nur so ist es möglich, hartnäckigen Infektionen vorzubeugen.

Literatur

Becker GD, Eckberg TJ, Goldware RR (1987) Swimming and tympanostomy tubes: a prospective study. Laryngoscope 97:740–741

Cohen HA et al (1994) Swimming and grommets. J Fam Pract 38:30–32

Kaufmann TU, Veraguth D, Linder TE (1999) Wasserschutz bei Kindern mit Paukenröhrchen. Schweiz Med Wochenschr 129:1450–1455

Paker GS et al. (1994) The effect of water exposure after tympanostomy tube insertion. Am J Otolaryngol 15:193–196

Pringle MB (1993) Grommets, swimming and otorrhoea – a review. J Laryngol Otol 107:190–194

Schmäl F (2003) Schutzmaßnahmen bei einem Kind mit Paukenröhrchen: Pädiat Prax 63:677–678

Perianalabszess

G.H. Willital

Ziel
Entlastung des Abszess und der Eiteransammlung zur Vermeidung von Fistelverbindungen zum Darm und Schädigung der Schließmuskulatur.

Problem
Wie lange kann man konservative therapeutische Maßnahmen durchführen, wann soll man chirurgisch eingreifen?

Lösung und Alternativen

Eine beginnende Infektion mit Geweberötung, Schwellung und Schmerzen im Anokutanbereich kann zunächst konservativ behandelt werden:
- Häufiger Windelwechsel,
- 2 – 3 × täglich baden,
- möglichst offene Lagerung des Kindes beim Schlafen,
- orale Antibiotikagabe.

Wenn die Zeichen der Entzündung nicht zurückgehen, die Druckschmerzhaftigkeit, die Schwellung und die Induration zunehmen, ist eine chirurgische Intervention gegeben.

Man unterscheidet folgende Formen der Entzündung (❯ *Abb. 1 und 2*):
1. Subkutaner Perianalabszess: Er kommt am häufigsten vor und ist subkutan lokalisiert vor den eigentlichen vier Anteilen des Musculus sphincter externus.
2. Submuköser Abszess: Hier liegt der Abszess am Übergang von der Analschleimhaut zur äußeren Haut, submukös lokalisiert vor dem Musculus sphincter internus und vor der Längsmuskulatur des Dickdarms.

3. Ischiorektaler Abszess
4. Pelvirektaler Abszess: Liegt der Abszess distal des Musculus puborectalis bzw. des Musculus levator, dann weitet er sich in den infralevatorischen Raum aus und perforiert nach außen. Besteht ausnahmsweise ein Abszess oberhalb des Levators (pelvirektaler Abszess), so kann dieser entweder durch die Darmwand durchbrechen oder aber er entwickelt sich im Sinn eines Douglas-Abszesses weiter.

◘ Abb. 1

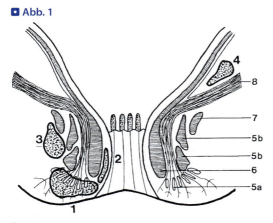

Überblick auf die Lokalisation von analen und perianalen Abzessen:
1 = Subkutaner Perianalabzess, 2 = Submuköser Abszess, 3 = Ischiorektaler Abzess, 4 = Pelvirektaler Abzess, 5a = Musculus sphincter externus superficialis, 5b = Musculus sphincter externus profundus, 6 = Musculus sphincter internus, 7 = Musculus puborectalis 8 = Musculus levator

Besonders zu beachten: In allen Fällen ist bei Analabszessen, insbesondere bei rezidivierenden Analfisteln bei Mädchen, durch eine histologische Untersuchung eine Morbus Crohn oder eine Colitis ulcerosa auszuschließen.

Bei 33 % der Kinder ist die Ursache eines Analabszesses eine Analfistel. Stellt man eine solche Fistel zum Zeitpunkt der Abszessentlastung fest, so sollte diese Fistel in der gleichen Operation über eine schmale Sonde gespalten und die Wunde offengelassen werden.

Perianalabszess 211

Abb. 2

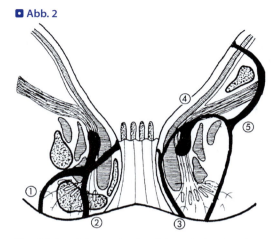

Überblick auf den Verlauf und die Lokalisation der am häufigsten vorkommenden Anal- und Rektumsfisteln: 1 = Transsphinktere Fistel; 2 = Intersphinktere Fistel, 3 = Submuköse Fistel, 4 = Suprasphinktere Fistel, 5 = Extrasphinktere Fistel

Das weitere therapeutische Vorgehen bei Analabszessen besteht darin, dass an den seitlichen Rändern des Abszesses eine möglichst breite Inzision (Doppelinzision) angelegt wird. Durch diese Doppelinzision wird eine Lasche in den Abszessbereich eingelegt, nachdem der Abszess und nekrotisches Gewebe entfernt wurden. Die freien Enden der Lasche werden dann über der Haut mit ein oder zwei Nähten verknüpft. Die Lasche bleibt 4–5 Tage liegen. Die Beine des Säuglings werden über eine Lagerungsvorrichtung so fixiert, dass die Wunde offen bleibt und nach Stuhlgang die Analregion sofort gereinigt werden kann. Windeln sollen nicht angelegt werden. Kinder erhalten eine Infusion und eine antibiotische Therapie, um eine Phlegmone bzw. eine fortschreitende Entzündung lokal zu vermeiden.

Indikation zur ambulanten chirurgischen Behandlung

Eine ambulante Versorgung von Analabszessen bei Neugeborenen, Säuglingen und Kleinkindern soll nicht oder nur ausnahmsweise durchgeführt werden. Die Tatsache, dass bei Kindern derartige Infektionen häufig mit einer Phlegmone einhergehen und der infektiöse Prozess nicht lokalisiert ist, tritt um so häufiger auf, je kleiner die Patienten sind. Deshalb ist neben der Einlegung einer oder mehrerer Laschen nach außen auch eine intravenöse Antibiotikatherapie indiziert. Dadurch können derartige phlegmonöse Prozesse mit der Gefahr einer Sepsis optimal therapiert und überwacht werden.

Weiterführende Tipps

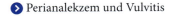 Perianalekzem und Vulvitis

Literatur

Fitzgerald RJ, Harding B, Ryan W (1985) Fistula-in-ano in childhood: A congenital etiology. J Pediatr Surg 20:80–81

Gupta PJ (2002) Current trends of management for fissure in ano. Rom J Gastroenterol 11:25–27

Hetzer FH, Baumann M, Rothlin M (2000) Anal fissure – a new therapy concept. Schweiz Rundsch Med Prax 89:1317–1321

Jonas M, Scholefield J (2002) Anal fissure. Clin Evid 7:392–397

McCallion K, Gardiner KR (2001) Progress in the understanding and treatment of chronic anal fissure. Postgrad Med J 77:753–758

Meier zu Eissen J (2001) Chronic anal fissure, therapy. Kongressbd Dtsch Ges Chir Kongr 118:654–646

Nelson R (2002) Operative procedures for fissure in ano. Cochrane Database Syst Rev 1: CD002199

Phillips R (2002) Pharmacologic treatment of anal fissure with botoxin, diltiazerm, or bethanechol. J Gastrointest Surg 6:281–283

Pikarsky AJ, Gervaz P, Wexner DS (2002) Perianal Crohn disease: a new scoring system to evaluate and predict outcome of surgical intervention. Arch Surg 137:774–777

Popvic M, Barisic G, Krivokapic Z (2000) Surgical treatment of chronic anal fissure, how and why. Acta Chir Jugosl 47:61–66

Perianalekzem und Vulvitis

T. Hoek

Ziel
Kausale Lösung für heftigsten, Schlaf raubenden Juckreiz perianal und im Vulvabereich.

Problem
Oft leiden Kinder über Monate an unerträglichem Juckreiz perianal oder im Bereich des äußeren weiblichen Genitales. Das Problem wird meist über längere Zeit nicht richtig ernst genommen, bis es zu Schlafstörungen und kratzbedingten blutigen Haut- und Schleimhautverletzungen kommt. Übliche Wund- oder Pilzsalben helfen wenig.

Lösung und Alternativen

Zwei Ursachen sind häufig, aber zu wenig bekannt und werden oft viel zu spät diagnostiziert, obwohl sie leicht zu behandeln sind:

Oxyuriasis

Die Oxyuren (Madenwürmer) legen nachts ihre Eier perianal und im Vulvabereich ab. Diese verursachen den heftigen Juckreiz. Der Nachweis ist einfach: Morgens vor dem Aufstehen und jeglichen Reinigungsmaßnahmen wird ein transparenter Tesafilmstreifen mit kräftigem Druck auf eine betroffene Region – am besten ist die runzelige Perianalhaut geeignet – geklebt, sogleich auf einen Objektträger aufgetragen und dann in der Arztpraxis mikroskopiert. Im positiven Fall sind Wurmeier zu sehen und die Diagnose ist klar. Ein gängiges Anthelminthikum schafft schnell Abhilfe.

Streptokokken-Infektion

Noch weniger bekannt ist, dass die Erreger des Scharlachs – die β-hämolysierenden Streptokokken der Gruppe A – ebenfalls nicht selten juckende Analekzeme verursachen können. Häufig ist bereits der Streptokokken-Schnelltest positiv, spätestens die bakteriologische Kultur des Haut- oder Schleimhautabstrichs bringt Klarheit.

Eine 10-tägige Penicillintherapie führt zur Abheilung. In seltenen Fällen kommt es zu chronischen Rezidiven trotz Umgebungssanierung (Waschlappen, Bürsten, Seifen), kurzgeschnittener Fingernägel und Kratzverbot.

In diesen Fällen hilft praktisch immer eine mehrmonatige Kuhmilchproteinkarenz (der Zusammenhang ist noch nicht hinreichend aufgeklärt, aber empirisch erprobt.)

Abb. 1

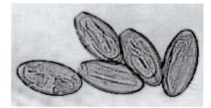

Mikroskopischer Nachweis der Madenwurmeier

Literatur

Adam D (2003/2004) Behandlung einer perianalen Dermatitis. Pädiat Prax 64:108

Phimosenoperation, Nachbehandlung

C. Rosenfeld

Ziel
Nach Vorhauterweiterungsplastik oder Zircumzision bestehen zeitweilig Schmerzen, die gemindert oder verhindert werden sollen.

Problem
Nach der Operation einer Phimose haben die Kinder einige Zeit Schmerzen. Insbesondere drückende und scheuernde Kleidung ist unangenehm.

Lösung und Alternativen

Neben anästhesierenden Salben (Emla®, Anästhesinsalbe®) wäre eine Freiluftbehandlung am besten, die sich aber über einige Tage nur selten und mit Mühe durchführen lässt.

Mit dem Tipp „Margarinedose in die Unterhose" ist eine einfache Möglichkeit gegeben, Scheuern und Drücken der Kleidung zu verhindern. Eine kleine Dose mit abgerundetem oder gepolstertem Rand oder ein ähnlich präpariertes Kästchen wird über den Penis gelegt und durch die Unterkleidung so fixiert, dass ein Verrutschen verhindert wird. Das operierte Glied hängt frei, kann sich bewegen und wird nicht irritiert. Klebende Verbände brauchen nicht gelöst zu werden. Der Erfolg ist frappierend.

▶ *Abb. 1*

Phimosenoperation, Nachbehandlung

Abb. 1

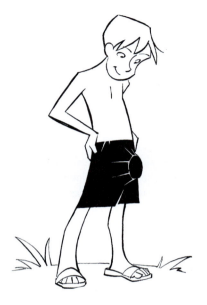

„Margarinedose in die Unterhose!"

Pilonidalsinus

G.H. Willital

Ziel
Chirurgische Exzision mit histologischer Untersuchung.

Problem
Es handelt sich um eine Hemmungsfehlbildung des Neuorporus mit Verbindung zum Os coccygis (kongenitale Entstehungstheorie). Es besteht die Gefahr der malignen Entartung versprengter Zellen (hoch differenziertes Plattenepithelkarzinom) oder lokaler Entzündungen mit Abszessbildung (chronischer, subkutaner Sinus, der Haare enthält und in der Rima ani gelegen ist – erworbene Entstehungstheorie). In diesen Fällen kann eine Infektion der Haarfollikel vorkommen und einen chronischen Abszess auslösen.

Lösung und Alternativen

Mit Methylenblau kann die Fistel angefärbt werden und der gesamte Fistelgang dann in Vollnarkose exzidiert werden. Es ist wichtig, dass die Fistel bzw. der obliterierte Gang bis zur Spitze des Os coccygis exzidiert wird. Dieser Gewebeanteil soll immer histologisch untersucht werden, um Metaplasien in diesem Bereich auszuschließen bzw. sicher zu sein, dass bis zum Os coccygis und einschließlich des Os coccygis keine Hinweise auf eine maligne Metaplasie existieren.

Im Falle eines akuten Abszesses wird dieser über einen longitudinalen Hautschnitt in der Rima ani eröffnet, sämtliche Haare werden entfernt, die Wunde wird offen gelassen und es erfolgt vom Wundgrund her eine Epithelialisierung. Es kann aber auch in diesen Fällen die Abszesseröffnung, die Gewebeexzision und die Wundreinigung mit einer primären Wundnaht kombiniert werden, wenn dafür gesorgt wird, dass sämtliches nekrotisches Gewebe entfernt wird und durch eine lokale Laseranwendung (Nd-

Yag Laser) im defokusierten Zustand bei 15 – 20 W keimarme Verhältnisse geschaffen werden. Dementsprechend kann ein operativer Eingriff auch im infizierten oder abszedierenden Status durchgeführt werden, wenn die Exzision, wie eingangs erwähnt, mit dem Laser oder der Diathermie erfolgt.

Weiterführende Tipps

❯ Wundheilungsstörung; ❯ Perianalabszess

Literatur

Bauch J, Halsband H, Hempel K et al. (1998) Manual Ambulante Chirurgie I / II. Gustav Fischer Verlag Ulm, Stuttgart, Jena, Lübeck

Henne-Bruns D, Düring M, Kremer B (2001) Chirurgie. Thieme Verlag, Stuttgart

Hirner A, Weise K (2004) Chirurgie – Schnitt für Schnitt. Thieme Verlag, Stuttgart

Koslowski L, Bushe KA, Junginger T et al. (1999) Die Chirurgie. Schattauer Stuttgart, New York

Willital GH, Holzgreve A (2005) Definitive Chirurgische Erstversorgung. Walter de Gruyter Verlag, Berlin, 6. Aufl

Plantarwarzen

C. Rosenfeld

Ziel

Eine für die kinderärztliche Praxis geeignete Methode der Plantarwarzenentfernung.

Problem

Plantarwarzen sind sehr störend, da sie beim Gehen Schmerzen verursachen. Ursächlich liegt eine Infektion mit Papilloma-Viren vor, eine Infektion, die in der Mehrzahl in öffentlichen Bädern und Turnhallen erfolgt. Die Behandlungsmethoden reichen vom Besprechen bis zur Operation in Narkose, ein Beweis dafür, dass es eigentlich kein optimales Verfahren der Warzenentfernung gibt.

Lösung und Alternativen

Für die Praxis des niedergelassenen Kinderarztes bietet sich folgende Therapie an: Die Plantarwarze wird mit Acetocaustin®, einer Chloressigsäurelösung, einmal täglich gepinselt; auch Ameisensäure wird empfohlen. Dabei ist die gesunde Haut zu schonen. Wichtig ist ein ausreichendes Pinseln der Warze unter Schonung der umgebenden Haut. Dies kann durch Abdecken mit einfachen Hautcremes erfolgen, z. B. Zinkpaste oder Penatencreme® oder durch ein Leukoplastpflaster®, in das mit einem Bürolocher ein Loch gestanzt ist. Nach ca. 1 Woche ist die Plantarwarze abgestorben. Häufig zeigt sich ein blander Abszess, der schmerzhaft ist und die Patienten zum Arzt bringt. Nach Lokalanästhesie mit anästhesierender Salbe oder Pflaster (Emla®) kann die Warze mittels Schere oder ringförmiger Stanze (Biopsy-Punch®, Fa. Stieffel) entfernt werden. Mit der Stanze kommt man allerdings leicht in tieferes schmerzempfindliches, nicht anästhesiertes Gewebe. Eine zusätzliche Kältebehandlung tötet auch den Rest einer Plantarwarze ab.

Dies ist bei bestehender Anästhesie leicht möglich mit einem Kältespray. Mit Histofreezer® kann eine Temperatur von bis −35°C erreicht werden!

Andere Methoden: Abkleben mit einem Warzenpflaster (z. B. Guttaplast®), Betupfen mit Thujaextrakt, Pinseln mit Zytostatika (Verrumal®) und verschiedenen Säuren, Behandlung mit Elektrokauter oder Laser, Vereisen, chirurgische Exzision werden praktiziert. Auch suggestive Methoden wie Besprechen, Bestrahlungen mit buntem Licht oder Bestreichen einer Leiche werden in der Volksmedizin angewandt. Spontanheilungen kommen häufig vor.

Weiterführende Tipps

> Warzenentfernung, konservativ

Literatur

Herrmann WP (1989) Therapie von Warzen. In: Gädeke R (Hrsg) Fragen und Antworten aus der pädiatrischen Praxis von Experten, Bd 2. Marseille Verlag, München, S 149–150

Kreusch JF (2002/2003) Warzen und Mollusca contagiosa. Therapie im Kindesalter. Pädiat Prax 62:459–470

Radiusköpfchenluxation

G.H. Willital

Ziel

Beseitigung von Bewegungseinschränkungen und Schmerzen im Ellbogengelenk nach Unfallmechanismus durch passive, extreme Streck- und Drehbewegung im Unterarmbereich.

Problem

1. Erkennen, dass es sich um eine Subluxation des Radiusköpfchens handelt
2. Reposition und konservative Therapie

Der Unfallmechanismus ist bezeichnend: Am häufigsten betroffen sind Kleinkinder. Es erfolgt eine Subluxation des Radiusköpfchens unter das Ligamentum anulare radii, wenn das Kind an der Hand geführt und bei plötzlich auftretender Gefahr am Arm unvermittelt nach oben gezogen wird. Daher kommt im amerikanischen Sprachgebrauch die Bezeichnung „Kindermädchenellbogen" (nurse-ellbow). Bei älteren Kindern kommt die Radiusköpfchenluxation sehr selten vor, weil das Radiusköpfchen wächst, das Ligamentum anulare radii straffer wird und dann eine Luxation des Radiusköpfchens ohne Ruptur des Ligamentum anulare radii nicht mehr möglich ist.

Lösung und Alternativen

Bezeichnend ist die Haltung des Unterarms und die Symptomatik: Der betroffene Arm hängt in maximaler Pronation wie gelähmt nach unten. Das Kind kann einen angebotenen Gegenstand nicht ergreifen. Über dem Radiusköpfchen wird ein Spontanschmerz angegeben und diese Stelle ist bei der Palpation auch druckschmerzhaft.

Die Therapie ist konservativ und besteht in einer Reposition, meist nach vorausgegangener Sedierung oder Antischmerztherapie über ein Suppositorium.

Repositionsmanöver: Aus der Pronations- und Beugestellung des Unterarms im Ellbogengelenk erfolgt eine simultane, synchrone Außenrotation (Supination) und gleichzeitige Streckung im Ellbogengelenk und eine gleichzeitig mit dem Daumen ausgeübte Druckkomponente auf das Radiusköpfchen von der Ellenbeuge aus. Hierbei umgreift eine Hand den Ellbogen des Kindes, so dass der auf dem Radiusköpfchen liegende und palpierende Daumen das „Einschnappen" des Radiusköpfchens während der Reposition fühlt. Das Ellbogengelenk und der Unterarm sind sofort wieder aktiv und passiv frei beweglich. Eine Ruhigstellung erübrigt sich meist.

Eine Röntgenaufnahme zum Frakturausschluss ist dann indiziert, wenn eine starke Schwellung im Ellbogengelenk vorhanden, ein entsprechendes Hämatom sichtbar und palpabel ist und ein entsprechendes Trauma auf den Ellbogen erfolgte. Eine Ruhigstellung ist in einer Scottschen Oberarm-Schiene indiziert, wenn die Subluxation über mehrere Tage zurückliegt oder wiederholt derartige Subluxationen in der Vergangenheit aufgetreten sind. Die Immobilisation soll dann ca. 3–5 Tage in Supination des Unterarms erfolgen. Ist eine Reposition so nicht möglich (1–5 %), muss sie geschlossen in Narkose oder operativ herbeigeführt werden. In den meisten Fällen kann man dann das intakte Ligamentum anulare radii über das Radiusköpfchen schieben und damit die Subluxation beseitigen oder, bei Ruptur des Ligamentums, eine readaptierende Sehnennaht um das Radiusköpfchen legen. Wenn eine starke Retraktion des Ligaments bereits eingetreten ist, so erfolgt die Rekonstruktion des Ligamentum unter Zuhilfenahme eines interponierten Patch (z. B. Tutopatch), das aufgrund seiner Bioabbaubarkeit nach 2–3 Monaten in körpereigenes, kollagenes Bindegewebe umgebaut wird und dem Radiusköpfchen eine gewisse Stabilität verleiht.

Weiterführende Tipps

› Wachstumsschmerzen

Abb. 1a, b

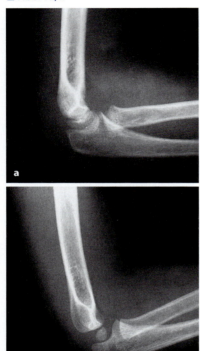

a Seitliches Röntgenbild des Ellbogens mit Subluxation des Radiusköpfchens, b seitliches Röntgenbild des Ellbogens, das Radiusköpfchen ist in normaler Position

Literatur

Hirner A, Weise K (2004) Chirurgie –Schnitt für Schnitt. Thieme Verlag, Stuttgart

Koslowski L, Bushe KA, Junginger T et al. (1999) Die Chirurgie. Schattauer, Stuttgart, New York

Schumpelick V, Bleese NM, Mommsen U (2000) Chirurgie. Enke im Thieme Verlag, Stuttgart, New York

Willital GH, Lehmann RR (2004) Chirurgie im Kindesalter. Rothacker Verlag

Willital GH, Holzgreve A (2005) Definitive Chirurgische Erstversorgung, Walter de Gruyter Verlag, Berlin, 6. Aufl

Rektoskop, Alternative

C. Rosenfeld

Ziel
Eine Inspektion des unteren Rektums ist häufig erwünscht zur Abklärungen von Blutauflagerungen des Stuhls.

Problem
Eine Inspektion des unteren Rektums kurz oberhalb des Anus scheitert gelegentlich am fehlenden Instrumentarium.

Lösung und Alternativen

Man kann sich mit einem konisch zulaufenden Zentrifugenröhrchen behelfen, das leicht mit Vaseline eingefettet in den Anus eingeführt wird. Ein Ohrenspiegel dient zur Beleuchtung.

So kann man häufig die Quelle der Blutung ausmachen und dem Kind weitere Untersuchungen ersparen.

◘ Abb. 1

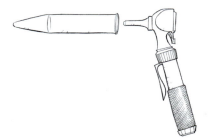

Zentrifugenröhrchen und Otoskop

Reserve, diagnostische

T. Hoek

Ziel
Die Ermöglichung retrospektiver Diagnosestellung auch nach invasiver Akuttherapie.

Problem
Speziell in der Intensivtherapie müssen sehr schnell sehr invasive, lebensrettende Maßnahmen ergriffen werden, die in der Folge die Klärung die Ursachen für die Akutsituation unmöglich machen (Gabe von Frischplasma, Transfusion von Blut oder Blutbestandteilen, antibiotische oder antivirale Therapie ex iuvantibus).

Lösung und Alternativen

Es sollte niemals alles bei der Initialdiagnostik gewonnene Material ins Labor verschickt werden! Die Asservation von Blut, Liquor und Urin – lichtgeschützt im Kühlschrank – ermöglicht es, im Nachhinein noch Material in Speziallabors zu senden und so wichtige, oft lebensrettende Informationen zu erhalten. Auch forensisch kann dies von Bedeutung sein, man denke an die Fragestellung Intoxikation oder iatrogene HIV- oder Hepatitis-Infektion.

Auch im Praxisalltag hat es sich sehr bewährt, zumindest ein Serumröhrchen Blut im Kühlschrank zu asservieren, um ohne erneute Blutentnahme erst später entstandene oder sich aus den erhobenen Laborbefunden ergebende Fragen abklären zu können.

Schädeldeformität

T. Hoek

Ziel
Nicht-invasive und äußerst erfolgreiche Behandlungsform nicht-synostotisch bedingter Schädeldeformitäten im Säuglingsalter.

Problem
Die auch als Lagedeformitäten klassifizierten nicht-synostotischen Schädeldeformitäten kommen gehäuft bei Frühgeborenen vor, sind häufig mit einer unphysiologischen intrauterinen Lage oder einem Sternocleidomastoideusfibrom oder aber einer durch eine zentrale Koordinationsstörung verursachten Asymmetrie vergesellschaftet und können zu schwerer Plagiozephalie führen, die auch trotz intensiver krankengymnastischer Therapie persistiert.

Lösung und Alternativen

Eine dynamische Orthesenbehandlung mit einem individuell gefertigten Kopfband ist eine konservative Methode zur Behandlung dieser Schädeldeformitäten in früher Kindheit. Prinzipiell erfolgt dabei eine dynamische Druckausübung auf prominente Stellen, während über wenig entwickelten, abgeflachten Stellen Platz gelassen wird. Dadurch kann die Schädelform normalisiert werden.

Die Methode ist einfach anzuwenden und sehr effektiv, wenn die Behandlung in den ersten 6 Lebensmonaten beginnt.

Literatur

Blecher JC, Howaldt H-P (1998) Behandlung nicht-synostotischer, kindlicher Schädeldeformitäten mit dynamischen Kopforthesen. Mund-Kiefer-Gesichtschirurgie:81–85

Schädeldeformität 229

Abb. 1

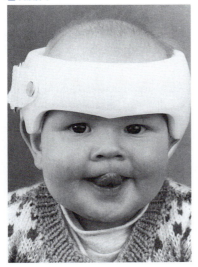

Band-Design zur Behandlung eines nichtsynostotischen Plagiozephalus

Abb. 2

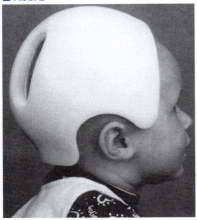

Angepasste Kopforthese, welche durch seitliche Retention gehalten wird und okzipital Raum für eigenes Wachstum lässt

Schädel-Hirntrauma

G.H. Willital

Ziel

Vermeidung der Diagnoseverzögerung einer intrakraniellen Blutung nach einem Unfall. Es muss vermieden werden, dass nach einem Schädel-Hirntrauma eine intrakranielle Blutung zu spät oder über Stunden nicht erkannt wird. Die Eltern müssen über die Leitsymptome einer beginnenden intrakraniellen Blutung im Detail informiert werden, damit sie auch nach einem symptomenfreien Intervall den Arzt aufsuchen können.

Problem

Eltern, die mit ihrem Kind nach einem Unfall einen Arzt aufsuchen und ihr Kind ambulant behandeln lassen, müssen über die Leitsymptome einer beginnenden intrakraniellen Blutung informiert und aufgeklärt werden, um zu vermeiden, dass bei Verkennen einer solchen posttraumatischen Blutung bleibende Hirnschäden für das Kind entstehen. Dieses Problem sollte der erstbehandelnde Arzt auch bei sogenannten Bagatelltraumen mit den Eltern eingehend, ohne dabei Angst zu erzeugen, besprechen. Es ist empfehlenswert eine kurze Aufzeichnung über den Gesprächsinhalt zu führen.

Lösung und Alternativen

Vor Entlassung des Kindes aus dem ärztlichen Bereich sind die Eltern über folgendes zu informieren:
1. Nach einem Unfall bzw. nach einem Schädel-Hirntrauma können nach Stunden, aber auch nach Tagen, spezielle Symptome auftreten, die auf eine Blutung im Schädel hinweisen und auf die Eltern im besonderen Maße achten sollten.
2. Erstes Leitsymptom kann sein: zeitversetzt zum Unfallereignis, nach einem symptomenfreien Zeitintervall, das Auftreten von Übelkeit und Erbrechen.

3. Zweites Leitsymptom kann sein: nach einem symptomenfreien Zeitintervall auftretende Krämpfe an den Extremitäten.
4. Drittes Leitsymptom kann sein: zunehmende Müdigkeit, Apathie, Abgeschlagenheit, Einschlaftendenz.
5. Bei einer beginnenden intrakraniellen Blutung kann bei Betrachtung der Pupillen durch die Eltern entweder eine deutliche Seitendifferenz im Pupillendurchmesser, eine Entrundung der Pupille oder eine Seitwärtsbewegung des Auges auffallen.
6. Als Zeichen einer Schädelfraktur kann es zu einer Flüssigkeitsabsonderung (Liquor) aus der Nase oder aus dem Ohr kommen.

Die ersten drei Leitsymptome können zeitversetzt und nach einem symptomenfreien Zeitintervall, bezogen auf den Unfallzeitpunkt, auftreten. Sie sind charakteristische Hirndruckzeichen, ausgelöst durch eine intrakranielle Blutung. Sobald sich eines der oben angegebenen Syptome einstellt, sollten die Eltern erneut zügig den erstuntersuchenden Arzt oder eine Klinik aufsuchen.

Wichtig für die Eltern ist in solchen Fällen die Telefon-Nummer des Arztes, unter der sie sich Tag und Nacht melden können, falls ein solches Ereignis auftritt.

Bei der Erstuntersuchung ist darüber hinaus auf folgendes zu achten:
a. Abtasten des Schädels nach Stufenbildungen und subkutanen Hämatomen. Gegebenenfalls besteht dann die Indikation, eine Röntgenschädelaufnahme (tastbare Stufenbildung am Schädel, Impression des Schädelknochens) oder eine CT-Untersuchung durchzuführen.
b. Liegt ein Liquorfluss aus der Nase oder dem Ohr vor, so deutet dies auf eine offene Schädelfraktur hin.
c. Simultane Untersuchung des Thorax (Auskultation), um einen Hämatothorax oder einen Pneumothorax auszuschließen.
d. Simultane Untersuchung des Abdomens (Tastbefund, Ultraschall), um eine Blutung oder eine Organläsion auszuschließen
e. Weitere Untersuchungen und Palpationen an der Clavicula, um eine Claviculafraktur auszuschließen und Palpation und Bewegungsüberprüfung an den Extremitäten, um Frakturen, Hämatome oder Kontusionen / Distorsionen auszuschließen.

Weiterführende Tipps

❯ OP-Zeitplan, Abdomen; ❯ OP-Zeitplan, Thorax

Literatur

Bauch J, Halsband H, Hempel K (1998) Manual Ambulante Chirurgie I / II, Gustav Fischer Verlag Ulm, Stuttgart, Jena, Lübeck

Henne-Bruns D, Düring M, Kremer B (2001) Chirurgie. Thieme Verlag, Stuttgart

Hirner A., Weise, K (2004) Chirurgie – Schnitt für Schnitt. Thieme Verlag, Stuttgart

Lentze MJ, Schaub J, Schulte FJ (2002) Pädiatrie. Springer, Berlin, Heidelberg, New York

Koslowski L, Bushe KA, Junginger T (1999) Die Chirurgie. Schattauer, Stuttgart, New York, 1999

Willital GH, Lehmann RR (2004) Chirurgie im Kindesalter. Rothacker Verlag

Schiefhals

G.H. Willital

> **Ziel**
>
> Vermeidung von sekundär pathologischen Veränderungen an anderen Organen, Gesichtsasymmetrie, Brustwirbelsäulenskoliose und Beckenschiefstand

> **Problem**
>
> Zeitgerechte Indikationsstellung zum konservativen bzw. chirurgischen Vorgehen.

Lösung und Alternativen

Primär konservative Therapie (Physiotherapie) über einen Zeitraum von 6–12 Monaten. Wenn keine Besserung eintritt, der Musculus sternocleidomastoideus an zirkumskripter Stelle strangartig narbig umgebaut ist und eine weitere Muskelverkürzungstendenz besteht, (▶ *Abb. 1*) mit deutlich palpabler Verdickung und einer sonographisch verifizierbaren hyperdensen Zone, sollte eine Resektion des bindegewebigen fibrotischen Muskelsegments erfolgen. Es handelt sich um einen elektiven Eingriff, der im Rahmen einer tageschirurgischen Operation erfolgen kann.

Konservative Therapie:
- Physiotherapie
- Salbenbehandlung (Streptokinase und Streptodornase)
- Soft-Laser-Therapie
  Erfolgsaussichten ca. 65 %.

Chirurgische Therapie:
- Beachtung der 3 verschiedenen Muskelanteile (lateraler Anteil, oberflächlicher sternaler Anteil, tiefer sternaler Anteil) (▶ *Abb. 2*). Differenzierte Muskelsegmentresektion je nach Befall. Wichtig ist eine seg-

mentale Muskelresektion, keine isolierte Durchtrennung, da es sonst zu einem Rezidiv kommen kann.
- Die histologische Untersuchung der Resektionsränder ist empfehlenswert (> Tab. 1), um nachzuweisen, dass im muskulären Anteil reseziert wurde (Rezidivprophylaxe) und nicht in Übergangszonen (Rezidivzonen).
- Postoperative komprimierende Verbände (elastische Verbände, Gips, Scotch Cast) bringen keine Verbesserung. Stattdessen ist eine frühkrankengymnastische Behandlung 3 × in der Woche, beginnend vom 10. – 14. postoperativen Tag an, über ca. 3 Monate, empfehlenswert.

Abb. 1

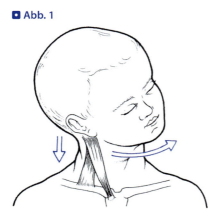

Fehlhaltung des Kopfes beim Schiefhals: Drehung des Kopfes zur gesunden und Neigung des Kopfes zur kranken Seite

Postoperative krankengymnastische Behandlung ist sinnvoll:
- Rückbildung der Gesichtsasymmetrie (n = 110) in 80 % nach 4 Jahren
- Rückbildung der Brustwirbelsäulenskoliose (n = 103) in 95 % nach 4 Jahren
- Rückbildung des Beckenschiefstandes (n = 75) in 95 % nach 4 Jahren
- Rezidivquote: 10 – 15 %

◘ Tab. 1

Stadieneinteilung der histologischen Veränderungen beim Schiefhals nach R.R. Lehmann (1998)

Stadien	Beschreibung	Muskelgewebe	Bindegewebe
Stadium 0	Normales Gewebe	Normaler Muskel, Querstreifung deutlich strukturiert	Bindegewebe als Endo-, Peri- und Epimysicum
Stadium 1	Beginnende Degeneration	Veränderung einzelner Muskelfasern, Querstreifung unregelmäßig	Bindegewebe nicht merklich vermehrt
Stadium 2	Fortgeschrittene Degeneration	Muskelfasern gruppenweise aufgelöst, Querstreifung noch angedeutet	Bindegewebe hat geringfügig zugenommen
Stadium 3	Deutliche Fibrose	Noch einzelne degenerierte Muskelfasern vorhanden, keine Querstreifung mehr	Ersatz durch Bindegewebe fortgeschritten
Stadium 4	Fortgeschrittene Fibrose	Keine Muskelfasern mehr vorhanden	Bindegewebe mit vielen dicht gepackten Kollagenfibrillen

Weiterführende Tipps

❯ Halsfistel, laterale

Abb. 2

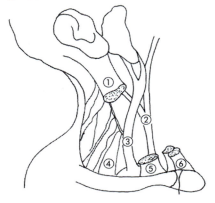

Topographische Anatomie der rechten Halsseite mit den 3 Anteilen des Musculus sternocleidomastoideus (zum Teil reseziert). 1) Musculus sternocleidomastoideus 2) Arteria carotis communis 3) Vena jugularis 4) Plexus cervicalis 5) Musculus sternocleidomastoideus, claviculärer Anteil 6) Musculus sternocleidomastoideus, sternaler Anteil

Literatur

Ashcraft KW, Holder TM (1980) Pediatric Surgery. WB Saunders, Philadelphia

Bravo Mata M, Perez Munuzuri A, Martinon Torres F et al. (2000) Persistent torticollis. An Esp Pediatr 53:161–162

Bredenkams JK, Hoover LA, Berke GS et al. (1990) Congenital muscular torticollis. A spectrum of disease. Otolaryngol Head Neck Surg 116:221–216

Celavir AC (2000) Congenital muscular torticollis: early and intensive treatment is critical. A prospective study. Pediatr Int 42:504–547

Chen CE, Ko JY (2000) Surgical treatment of muscular torticollis for patients above 6 years of age. Arch Orthop Trauma Surg 5:149–151

Chen X, Ma A, Liang J et al. (2000) Selective denervation and resection of cervical muscles in the treatment of spasmodic torticollis: long-term follow-up results in 207 cases. Stereotact Funct Neurosurg 75:96–102

Cheng JCY, Tang SP, Chen TMK (1999) Sternocleidomastoid pseudotumour and congenital muscular torticollis in infants: A prospective study of 510 cases. J Pediatr 134:712–716

Luther BL (2002) Congenital muscular torticollis. Orthop Nurs 21:21–27

Sasaki S, Yamamoto Y, Sugihara T et al. (2000) Endoscopic tenotomy of the sternocleidomastoid muscle: new method for surgical correction of muscular torticollis. Plast Reconstr Surg 105:1764–1767

Stassen LF, Kerawala CJ (2000) New surgical technique for the correction of congenital muscular torticollis. Br J Oral Maxillofac Surg 38:142–147

Sudre-Levillain I, Nicollas R, Roman S et al. (2000) Sternocleidomastoid inflammatory pseudotumors of muscles in children. Arch Pediatr 7:1180–1184

Willital GH, Lehmann RR (2004) Chirurgie im Kindesalter. Rothacker Verlag

Schließmuskeltraining, passives

G.H. Willital

Ziel
Verbesserung der Kontinenzlage durch Training des Musculus sphincter externus, Musculus sphincter internus, Musculus puborectalis und des Musculus levator ani bereits im Säuglingsalter.

Problem
Ein aktives Schließmuskeltraining war bis jetzt bei Säuglingen und Kleinkindern nicht möglich, da die Kooperation fehlte. Mit dem passiven Schließmuskeltraining ist jedoch eine erfolgreiche Therapie bereits im Säuglingsalter möglich.

Lösung und Alternativen

Eine Sonde wird ähnlich wie ein Fieberthermometer in den Anus eingeführt (z. B. biotic, contic, syntic). Über diese Sonde werden dann, wie bei einem Herzschrittmacher, Impulse ausgesendet und auf die Muskulatur übertragen. Dies kann so durchgeführt werden, dass keine Irritationen oder schmerzauslösenden Wirkungen entstehen. Dauer der Impulse sowie deren Intensität können variiert werden. Die Kinder liegen in einer bequemen, nicht festgelegten Position im Bett. Der Impulsgeber wird in den Anus eingeführt und es erfolgt dann über einen Zeitraum von ca. 5 min zweimal am Tag das passive Schließmuskeltraining. Dieses passive Muskeltraining ist identisch mit dem Muskeltraining, das Sportler anwenden, um ihre Muskelkraft zu verbessern. Es ist vor allem dann indiziert, wenn die Kinder sehr klein sind, nicht kooperieren und die Compliance fehlt. Bei älteren Kindern kann aktives und passives Schließmuskeltraining kombiniert werden. Dies führt dann im Gesamtergebnis zu einer wesentlichen Steigerung und Verbesserung der Kontinenzlage.

Der anale „Schrittmacher" dient dazu, altersunabhängig zu bestimmten Zeitpunkten die Beckenbodenmuskelelemente durch elektrische Impulse zur Kontraktion zu bewegen. Histologische und elektronenmikroskopische Untersuchungen haben gezeigt, dass nach rekonstruktiven Maßnahmen im Anorektalbereich die Muskulatur, wenn sie nicht trainiert wird, nach der Operation über mehrere Jahre meist inaktiv um den Darm liegt. Dies führt dazu, dass es zu einer Hypoplasie der Muskulatur und zu einem kompensatorischen Wachstum von Bindegewebe um und zwischen perirektalen Muskelelementen kommt. Dies gefährdet und verschlechtert später die Kontinenzsituation wesentlich.

Der Einsatz von Biofeedbackgeräten wurde verbessert. Diese Biofeedbackgeräte sind für Kinder zwischen 4 und 10 Jahren durch ihre optische Rückkopplung über den jeweiligen Kontraktionserfolg ein außerordentlich wichtiges therapeutisches Konzept in der Behandlung der Inkontinenz.

Trotz aller technischen Fortschritte in der Diagnostik und Therapie der Inkontinenz ist die jeweilige Beratung und Überwachung inkontinenter Kinder außerordentlich wichtig.

Weiterführende Tipps

▶ Kontinenztampons; ▶ Obstipation und Teilinkontinenz

Literatur

Al-Kouder G, Nawaz A, Gerami C et al. (2002) Volvulus of the sigmoid colon in a child. Saudi Med J 23:594–596

Altarac S, Glavas M, Drazinic I et al. (2001) Experimental and clinical study in the treatment of sigmoid volvulus. Acta Med Croatica 55:67–71

Avisar E, Abramowitz HB, Lernau OZ (1997) Elective extraperitonealization for sigmoid volvulus: an effective and safe alternative. J Am Coll Surg 185:580–583

Barroso Jornet JM, Balaguer A, Escribano J et al. (2003) Chilaiditi syndrome associated with transverse colon volvulus: first report in a paediatric patient and review of literature. Eur J Pediatr Surg 13:425–428

Bhatnagar BN, Sharma CL, Gautam A et al. (2004) Gangrenous sigmoid volvulus: a clinical study of 76 patients. Int J Colorectal Dis 19:134–142

Bosman C, Devito R, Fusilli S et al. (2001) A new hypothesis on the pathogenesis of intestinal pseudo-obstruction by intestinal neuronal dysplasia (NID). Pathol Res Pract 197:789–796

Brisseau GF, Langer JC (2000) Surgical approaches to pediatric defecatory disorders. Curr Gastroenterol Rep 2:241–247

Castiglia PT (2001) Constipation in children. J Pediatr Health Care 15:200–202

Chetrafilov D, Stamenov S, Khandzhiev P et a. (1980) Results and conclusions based on our experience with the surgical treatment of mechanical intestinal obstruction. Probl Khig 8:121–138

Christensen J (1987) Motility of the colon. In: Johnson LR (ed). Physiology of the Gastrointestinal Tract, 2nd edn. Raven Press, New York

Chung CC, Kwok SP, Seung KL et al. (1997) Laparoscopy-assisted sigmoid colectomy for volvulus. Surg Laparosc Endosc 7:423–425

De Caluwe D, Kelleher J, Corbally MT (2001) Neonatal sigmoid volvulus: a complication of anal stenosis. J Pediatr Surg 36:1079–1081

De Caluwe D, Yoneda A, Akl U (2001) Internal anal sphincter achalasia: outcome after interna sphincter myectomy. J Pediatr Surg 36:736–738

De Castro R, Casolari E, Cal JA et al. (1986) Sigmoid volvulus in children: a case report. Z Kinderchir 41:119–121

Edmar A, Piyaraly S, Boumahni B et al. (1998) Intestinal malrotation complicated by intermittent and recurrent volvulus. Arch Pediatr 5:433–434

Ertem M, Tanyleli E, Erguney S et al. (1995) Measurement of the sigmoid colon and its relationship with volvulus. Bull Assoc Anat 79:5–6

Frizelle FA, Wolff BG (1996) Colonic volvulus. Adv Surg 29:131–139

Gao Y, Li G, Zhang X et al. (2001) Primary transanal rectosigmoidectomy for Hirschsprung´s disease: Preliminary results in the initial 33 cases. J Pediatr Surg 36:1816–1819

Grossmann EM, Longo WE, Stratton MD et al. (2000) Sigmoid volvulus in Department of Veterans Affairs Medical Centers. Dis Colon Rectum 43:414–418

Hendren WH (1978) Constipation caused by anterior location of the anus and its surgical correction. J Peditr Surg 13:505–511

Hutson JM, McNamara J, Gibb S et al. (2001) Slow transit constipation in children. J Paediatr Child Health 37:426–430

Isbister WH (1996) Large bowel volvulus. Int J Colorectal Dis 11:96–98

Januschowski R (1995) Percutaneous endoscopic colopexy–a new treatment possibility for volvulus of the sigmoid. Dtsch Med Wochenschr 120:478–82

Kamenov G, Danchovska D, Chobanov I (1989) Laparoscopic correction of sigmoid volvulus. Vutr Boles 28:78–80

Madiba TE, Ramdial PK, Dada MA et al. (1999) Histological evidence of hypertrophy and ischaemia in sigmoid volvulus among Africans. East Afr Med J 76:381–384

Marshall DG, Meier-Ruge WA, Chakravarti A et al. (2002) Chronic constipation due to Hirschsprung´s disease and desmosis coli in a family. Pediatr Surg Int 18:110–114

Matthews J, Beck GW, Bowley DM et al. (2001) Chilaiditi syndrome and recurrent colonic volvulus: a case report. J R Nav Med Serv 87:111–112

Mehendale VG, Chaudhari NC, Mulchandani MH et al. (2003) Laparoscopic sigmoidopexy by extraperitonealization of sigmoid colon for sigmoid volvulus: two cases. Surg Laprosc Endosc Percutan Tech 13:283–285

Meier-Ruge WA, Brunner LA (2001) Morphometric assessment of Hirschsprung´s disease: associated hypoganglionosis of the colonic myenteric plexus. Pediatr. Dev Pathol 4:53–61

Puneet, Khanna R, Gangopadhyay AN et al. (2000) Sigmoid volvulus in childhood: report of six cases. Pediatr Surg Int 16:132–133

Ravasse P, Petit T, Cau D et al. (1996) Volvulus of the sigmoid colon as a complication of segmental dilatation of the colon. Report of 2 cases. Eur J Pediatr Surg 6:375–377

Roseano M, Guarino G, Cuviello (2001) Sigma volvulus: diagnostic and therapeutic features (considerations on 10 cases). Ann Ital Chir 72:79–84

Samuel M, Boddy SA, Capps S (2000) Volvulus of the transverse and sigmoid colon. Pediatr Surg Int 16:522–524

Samuel M, Boddy SA, Nicholls E et al. (2000) Large bowel volvulus in childhood. Aust N Z J Surg 70:258–262

Smola E (1956) Sigma volvulus in children. Med Clin 51:1100–1102

Takagi Y, Abe T, Nakada T et al. (1995) A case of Chilaiditi´s syndrome associated with strangulated volvulus of the sigmoid colon. Am J Gastroenterol 90:1905

Taviloglu K, Aydin E, Ertekn C et al. (2002) Our current approach in the treatment of sigmoid colon volvulus. Ulus Travma Derg 8:102–107

Turan M, Sen M, Karadayi K et al. (2002) Our sigmoid colon volvulus experience and benefits of colonscope in detortion process. Rev Esp Enferm Dig 96:32–35

Wales L, Tysome J, Menon R et al. (2003) Caecal volvulus following laparoscopy-assisted sigmoid colectomy for sigmoid volvulus. Int J Colorectal Dis 18:529–532

Willital GH, Groitl H, Zeisser E et al. (1977) Functional disorders of distal colon in children. Monatsschr Kinderheilkd 125:2–7

Willital GH, Lehmann RR (2004) Chirurgie im Kindesalter. Rothacker Verlag

Schnittwunden, Extremitäten

G.H. Willital

> **Ziel**
>
> Infektfreies Abheilen von Schnittverletzungen an den Extremitäten mit schmaler, unauffälliger Narbe.

> **Problem**
>
> Welche Wundrand-Adaptationstechniken kann man in der Praxis anwenden?

Lösung und Alternativen

Vor jedem Wundverschluss ist eine exakte Wundreinigung wichtig, um eine infektfreie Wundheilung, d. h. eine Wundheilung per primam intentionem (pp-Heilung) zu erzielen. Die Wundreinigung kann erfolgen nach vorausgegangener lokaler Anästhesie mit 3 %iger Scandicain-Lösung durch lokale Beträufelung oder Applikation über eine Wundkompresse, die auf die Wunde aufgelegt wird. Bei Wunden, die länger als 30 mm sind, ist nach dieser Lokalanästhesie eine Infiltrationsanästhesie von der anästhesierten Wundfläche mit einer Insulinnadel (besonders dünne Nadel) nötig.

Die anschließende Wundreinigung erfolgt mit Kompressen, die mit 0,9 %iger NaCl-Lösung getränkt sind. Die folgende Wundrevision mit einer geschlossenen anatomischen Pinzette ermöglicht eine Beurteilung der Wundtiefe und eine Identifikation von Glassplittern (knirschendes Geräusch beim Berühren mit der Pinzette) oder Fremdkörpern, die dann aus der Wunde entfernt werden können. Daran schließt sich die Wundspülung mit einer Knopfkanüle und einer 10 ml fassenden Spritze mit physiologischer Kochsalzlösung an.

1. Bei kurzen, oberflächlichen, d. h. bis 3 cm langen und nicht tiefer als 5 mm in das Gewebe reichenden Wunden kann eine Wundklebung er-

folgen. Hierzu werden die Wundränder getrocknet, zwischen Zeigefinger und Daumen zusammengehalten und dann mit einem Hautkleber bestrichen. Je nach Beschaffenheit des Hautklebers soll dann das manuelle Zusammenhalten der Wunde 5–20 s aufrechterhalten werden, um zu verhindern, dass der Wundkleber in die Wunde fließt und dann später eine breite Narbe verursacht.
2. Länger als 3 cm messende Wunden oder tiefer in das Gewebe reichende Verletzungen: 2–4 Hautnähte mit nicht resorbierbarem Nahtmaterial. Vorher Applikation eines Antibiotikums in die Wunde. Wundverschluss: mit Prolene 4/0, Ein- und Ausstichstelle liegen ca. 3 mm vom Wundrand entfernt. Abstand der Nähte untereinander beträgt ca. 10 mm. Die Fäden können zwischen dem 3. und 5. Tag entfernt werden.
3. Die unter 1. geschilderten Wunden können auch mit Steristrips geschlossen werden. Dazu werden die trockenen Wundränder nach entsprechender lokaler Anästhesie, Wundspülung und Wundrevision mit Zeigefinger und Daumen z. B. der linken Hand zusammengehalten und durch mehrere Steristrips aneinander adaptiert. Steristrips wechselt man alle 2–3 Tage – je nachdem, ob die Spannung auf der Wunde abgenommen hat.
4. Wunden mit Nekroserändern werden nach vorausgegangener lokaler Anästhesie mit einer geraden Schere beschnitten, um gut durchblutete Wundränder zu erreichen.
5. Eine Friedrich'sche Wundexzision (❯ *Abb. 1*) erfolgt bei Schnittverletzungen nicht.

Besonders zu beachten: Um einen ungestörten Heilungsverlauf ohne Entzündungszeichen und ohne Ödem/Bluterguss zu garantieren, ist es empfehlenswert die entsprechende Extremität für 4–6 Tage auf einer Schiene ruhigzustellen.

Weiterführende Tipps

❯ Wundheilungsstörung

Abb. 1

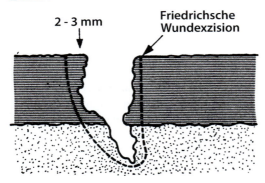

Schematische Darstellung der Friedrich'schen Wundexzision bei tiefen Riss-/Quetschwunden

Literatur

Bauch J, Halsband H, Hempel K et al. (1998) Manual Ambulante Chirurgie I / II. Gustav Fischer Verlag Ulm, Stuttgart, Jena, Lübeck

Henne-Bruns D, Düring M, Kremer B (2001) Chirurgie, Thieme Verlag, Stuttgart

Hirner A, Weise K (2004) Chirurgie – Schnitt für Schnitt. Thieme Verlag, Stuttgart

Koslowski L, Bushe KA, Junginger T et al. (1999) Die Chirurgie. Schattauer Stuttgart, New York

Willital GH, Holzgreve A (2005) Definitive Chirurgische Erstversorgung, Walter de Gruyter Verlag, Berlin, 6. Aufl

Schnittwunden, Gesicht

G.H. Willital

> **Ziel**
> Optimale, narbenfreie Wundheilung bei Weichteilverletzungen im Gesicht.

> **Problem**
> Wie soll man Weichteilverletzungen im Gesicht behandeln?
> 1. Wundnaht
> 2. Wundklebung
> 3. Wundrandreadaptierung mit Steristrips

Lösung und Alternativen

Keine Wundversorgung soll im Gesicht durchgeführt werden ohne Orientierung darüber, wie tief die Wunde ist oder ob Glas oder Fremdkörper in der Wunde verborgen sind. Daher ist eine sogenannte Wundrevision wichtig. Eine Wundrevision bei Kindern ist oft sehr aufwändig durch Unruhe und Schmerzen. Daher ist es empfehlenswert vor jeder Manipulation im Wundbereich lokal 3 %iges Scandicain in die Wunde zu träufeln und über die Wunde eine mit Scandicain getränkte Kompresse zu applizieren: Empfehlenswert ist es mit der Wundrevision 15 min zu warten, bis durch diese Maßnahme eine lokale Anästhesie eingetreten ist. Dann kann man mit einer geschlossenen anatomischen Pinzette die Tiefe der Wunde sondieren und Fremdkörper hören (Knirschen bei Kontakt der anatomischen Pinzette mit Glassplitter) oder sehen. In diesen Fällen kann dann mit einer schmalen, anatomischen Pinzette der jeweilige Fremdkörper gefasst und entfernt werden.

Wundnaht

In allen Fällen ist es wichtig, dass die Wunde mit physiologischer Kochsalzlösung und einer Kompresse gereinigt wird und mit physiologischer Kochsalzlösung über eine Knopfkanüle (isotone NaCl-Lösung) gespült wird. Nach vorausgegangener Lokalanästhesie durch Beträufeln der Wunde mit 3 %iger Scandicain-Lösung werden dann 1 – 3 Nähte zum Wundverschluss angelegt. Diese Nähte verlaufen senkrecht zur Wunde, Einstichstellen und Ausstichstellen liegen ca. 3 – 4 mm von der Wunde entfernt. Als Nahtmaterial ist ein nicht resorbierbarer Faden der Stärke 4 / 0 oder 5 / 0 (Prolene) zu empfehlen Die Fadenenden werden 3 × untereinander verknotet.

Wundklebung

Voraussetzung für eine Wundheilung per primam intentionem, d. h. Wundheilung ohne Infektion (pp-Heilung) ist es, dass nach entsprechender Beträufelung der Wunde mit 3 %iger Scandicain-Lösung (Wundanästhesie) die Wunde mit physiologischer Kochsalzlösung gereinigt wird. Anschließend erfolgt dann eine Trocknung der Wundränder mit Kompressen. Die Wundränder werden dann von außen mit Zeigefinger und Daumen zusammengedrückt. Anschließend erfolgt die Applikation des Wundklebers auf die trockenen Wundränder. Das Trocknen der Wundkleberflüssigkeit dauert ca. 5 – 10 s. Während dieser Zeit müssen die Wundränder zusammengehalten werden, um zu vermeiden, dass Wundkleberflüssigkeit in die Wunde fließt und dann später eine breite Narbe verursacht.

Wundrandreadaptation und Applikation von Steristrips

Auch hier ist die Wundreinigung / Wundspülung nach vorausgegangener lokaler Anästhesie Voraussetzung für einen komplikationsfreien Verlauf. Die trockene Haut wird dann zwischen Zeigefinger und Daumen der linken Hand zusammengehalten und die Steristrips werden in vertikaler Richtung zur Schnittverletzung so angebracht, dass keine oder nur minimale Spannung auf den Wundrändern lastet.

Besonders zu beachten:
- Ist eine Wunde verschmutzt, kann vor dem Wundverschluss nach der beschriebenen Wundreinigung lokal Nebacetin-Spray oder -Puder zur lokalen Antibiose eingesetzt werden.
- Eine sogenannte Friedrich'sche Wundrandexzision im Gesicht wird bei Kindern nicht durchgeführt.
- Das Nahtmaterial kann nach 3–5 Tagen entfernt werden.
- Auch Wunden, die bei der Wundversorgung älter als 6–8 h sind, können nach Wundreinigung und lokaler Antibiose durch Nähte primär verschlossen werden.

Weiterführende Tipps

▶ Wundheilungsstörung

Literatur

Bauch J, Halsband H, Hempel K et al. (1998) Manual Ambulante Chirurgie I / II. Gustav Fischer Verlag Ulm, Stuttgart, Jena, Lübeck

Henne-Bruns D, Düring M, Kremer B (2001) Chirurgie, Thieme Verlag, Stuttgart

Hirner A, Weise K (2004) Chirurgie – Schnitt für Schnitt. Thieme Verlag, Stuttgart

Koslowski L, Bushe KA, Junginger T et al. (1999) Die Chirurgie. Schattauer Stuttgart, New York

Willital GH, Holzgreve A (2005) Definitive Chirurgische Erstversorgung, Walter de Gruyter Verlag, Berlin, 6. Aufl

Schulangst

C. Rosenfeld

Ziel
Ziel ist es, das Kind soweit zu bringen, dass es auch ohne Anwesenheit der Mutter die Schule besucht.

Problem
Einige Kinder leiden derartig unter Trennungsangst, dass sie die Schule nur in Begleitung der Mutter besuchen können. Selbstverständlich ist in derartig schweren Fällen eine psychotherapeutische Behandlung angezeigt.

Lösung und Alternativen

In leichter gelagerten Fällen ist es möglich, das Kind zum Schulbesuch zu bewegen, wenn man ihm einen Talisman, ein Taschentuch oder Halstuch oder noch besser ein Bild der Mutter mitgibt. Das Kind kann dann bei Einsamkeits- oder Angstgefühlen auf diese Dinge zurückgreifen und heimlich das Bild anschauen. Das Gefühl der Verlassenheit wird schwinden. Eventuell ist auch eine Absprache mit der Lehrkraft notwendig, die allerdings auch das nötige Verständnis haben sollte. In nicht wenigen Fällen gelingt es, die Angst zu überwinden und das Kind kann die Schule besuchen.

Schulreifetest

C. Rosenfeld

> **Ziel**
> Mit diesem einfachen Test ist es möglich in kurzer Zeit die Schulreife zu erkennen.

> **Problem**
> Häufig kommen Mütter – oft durch Kindergärtnerinnen veranlasst – mit der Frage der Schulreife und der Frage nach einer vorgezogenen, rechtzeitigen oder verspäteten Einschulung.

Lösung und Alternativen

Hier bietet sich der Schulreifetest nach Esser und Stöhr (1990) an, mit dem in kurzer Zeit (ca. 15 min) ein Ergebnis vorliegt, das die Schulreife des Patienten erkennen lässt. Das Kind bekommt eine vorgedruckte Zeichnung, die ein hochkant stehendes Rechteck zeigt, an dessen oberer linker Ecke eine Reihe von 3 Symbolen in bestimmter Größe (Dreieck, Kreuz, Kreis) vorgegeben ist, die das Kind weiterführend um die Ecke herum zeichnen soll. In das Mittelfeld soll ein Mann gemalt werden. Diese Aufgabe ist vom Kind schnell erledigt. Die Auswertung ist komplizierter und bedarf einiger Zeit und Übung, kann aber zu einem späteren Zeitpunkt durchgeführt werden. Das Ergebnis gibt an, ob das Kind zum Zeitpunkt des Testes schulreif ist oder ob eventuell eine weitere Diagnostik erforderlich ist.

Literatur

Esser G, Stöhr R-M (1990) Visumotorischer Schulreifetest. VSTR, Bern Stuttgart Toronto

Abb. 1

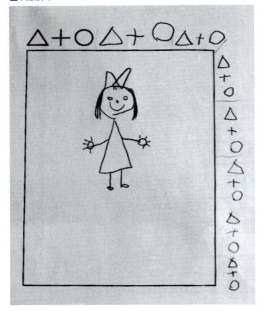

Zeichnung eines schulreifen Kindes

Schweißtest, Säugling

T. Hoek

Ziel
Einfache Methode zur Gewinnung von ausreichend Schweiß beim Säugling zur Mukoviszidosediagnostik ohne Pilocarpin-Iontophorese.

Problem
Gerade im ersten Lebensjahr ergibt sich häufig zwingend die Notwendigkeit, eine zystische Fibrose auszuschließen oder nachzuweisen. Dies ist im Grunde immer dann der Fall, wenn rezidivierende Pneumonien ohne nachweisbaren anatomischen oder immunologischen Defekt oder aber ätiologisch unklare Gedeihstörungen vorliegen.

Gerade beim Säugling erweist es sich aber nicht selten – „mangels Masse" – als nahezu unmöglich, mit der herkömmlichen Pilocarpin-Iontophorese ausreichend Material zu gewinnen.

Lösung und Alternativen

Das Filterpapier wird in Bauchlage des Säuglings zwischen den Schulterblättern in der sog. „Schweißfurche" platziert. Eine rechteckig zugeschnittene, durchsichtige Plastikfolie (z. B. aus einem „Ethiparat"-Handschuh hergestellt) wird darüber gelegt und anschließend mittels Pflaster rundherum auf der Haut festgeklebt, so dass eine hermetisch abgeriegelte Kammer entsteht.

Jetzt wird das Baby an einen EKG-Monitor angeschlossen und sodann maximal bekleidet einschließlich Schneeanzug und Wollmütze.

So ausgerüstet kommt es auf den Schoß einer Pflegeperson und wird gefüttert.

Nach ca. 30 min ist das Filterpapier mit Schweiß durchtränkt.

Spritzenangst

T. Hoek

> **Ziel**
> Verhinderung von Panik und Traumatisierung bei bevorstehender Spritze oder Blutentnahme.

> **Problem**
> Häufig reagieren Kinder panisch, wenn sie wissen, dass eine Spritze, Impfung oder Blutentnahme bevorsteht.

Lösung und Alternativen

Treffen Sie Verabredungen mit dem Kind und versprechen Sie diese einzuhalten. Sichern Sie dem Kind zu, dass Sie sofort aufhören, wenn es „stopp" sagt. Oft wird das Kind es einmal ausprobieren, um zu überprüfen, ob Sie zu Ihrem Wort stehen. Halten Sie sich unbedingt daran, dann haben Sie gewonnen!

Sie können auch verabreden, dass das Kind „jetzt" oder „los" sagt, wenn Sie pieksen sollen, oder dass es bis 3 zählt.

Anderen Kindern wiederum ist es lieber, wenn Sie „jetzt" sagen, bevor es losgeht. Zusätzlich können Sie anbieten, dass es Sie, seine Mutter oder seinen Vater im Moment des Stechens ganz stark kneifen darf.

Wichtig ist, dass Sie eine verbindliche Verabredung treffen und dass beide sich daran halten.

Zur Not sollte der „Pieks" – falls medizinisch vertretbar – sonst noch einmal vertagt werden. In der Zwischenzeit soll das Kind sich überlegen, welche Verabredung ihm am liebsten ist. Essenziell wichtig ist, dass das Kind sich ernst genommen fühlt und einen eigenen Entscheidungsspielraum bekommt, der allerdings keinen Zweifel an der Unabwendbarkeit der geplanten Maßnahme lässt. Auch beim Fäden ziehen oder beim Verbandwechsel kann dieses Prinzip angewendet werden: das Kind wird autorisiert „jetzt" oder „stopp" zu sagen.

Weiterführende Tipps

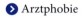 Arztphobie

Stillen

C. Rosenfeld

Ziel
In Gang setzen der Stilltätigkeit.

Problem
Direkt nach der Geburt hat ein Neugeborenes einen ausgeprägten Saugdrang, was in mehrfacher Hinsicht sinnreich ist. Die Milchproduktion kommt besser in Gang, die Besiedlung des Säuglingsdarmes mit apathogenen Keimen erfolgt und es kommt zu Kontraktionen des Uterus, die auch beim weiteren Stillen den Verzicht auf Mutterkornalkaloide zulassen.
Durch falsches erstes Anlegen kommt dieser Stillprozess trotz ausreichenden Saugdranges nicht in Gang, die Mutter wird frustriert und stillt sofort ab.
Der Fehler: Wenn die Mutter beim ersten Anlegen, die Wange des Kindes mit den Fingern ihrer Hand berührt, um den Kopf an die Brustwarze zu bringen, bewegt der Säugling reflexartig den Kopf gegen die andrückende Hand. Das Kind wendet sich also von der Brust ab. Der irrtümliche Schluss: „Das Kind will die Brust nicht". Die Mutter ist enttäuscht, oft wird sofort eine Flasche verabreicht. Der Stillprozess kommt erst gar nicht in Gang.

Lösung und Alternativen

Um diesen Reflex zu verhindern, muss man den Hinterkopf des Neugeborenen in die hohle Hand legen, ohne die Wange zu berühren und dann den Kopf des Kindes vorsichtig so bewegen, dass es mit den Lippen die Brustwarze berührt. Es wird sofort die dargebotenen Mamille erfassen und zu saugen beginnen.

◘ Abb. 1

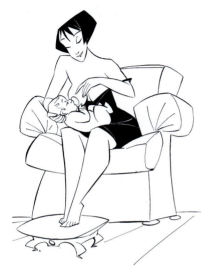

Haltung der Hand am Hinterkopf des Säuglings

Streptokokkeninfektion, rezidivierende

T. Hoek

Ziel
Eine oft vergessene Kleinigkeit, die bei Anamnese und Therapieempfehlung rezidivierender Streptokokkeninfektionen nicht fehlen darf und so manch ein Rezidiv zu vermeiden vermag.

Problem
Immer wieder kommt es bei einzelnen Kindern zu rezidivierenden Streptokokken-Tonsillitiden trotz ordnungsgemäßer und richtig dosierter Einnahme des entsprechenden Antibiotikums und trotz gewissenhaften Ausschlusses von Reinfektionen aus der unmittelbaren Umgebung (Familie, Kindergarten).

Lösung und Alternativen

Des Rätsels Lösung ist oft die Zahnbürste! Im feucht-warmen Milieu des Badezimmers bietet sie erstklassige Vermehrungsbedingungen für bereits residente Streptokokken und ist so nicht selten die Quelle augenblicklicher Reinfektionen nach Beendigung der antibiotischen Therapie. Deshalb sollte eine neue Zahnbürste nach der Behandlung obligat sein!

Literatur

Palitzsch D (2001/2002) Pädiat Prax 60:330

Struma, euthyreote

C. Rosenfeld

Ziel
Ziel ist es mit wenigen Untersuchungen, die euthyreote Struma zu diagnostizieren.

Problem
Strumen sind in unserem jodarmen Land häufig, besonders euthyreote Strumen, die mit einer einfachen Jodbehandlung in der Mehrzahl der Fälle zurückgehen.
Die WHO-Einteilung ist eine klinische Einteilung. Sie sagt nur etwas über die Größe und Konsistenz aus, also in erster Linie, ob eine Struma vorliegt, nicht aber über Art und Funktion (Tab. 1)
Mit wenigen Laboruntersuchungen kann eine euthyreote Struma von anderen Formen abgegrenzt werden.

Tab. 1
Die WHO Klassifikation

Stadium 0	Keine Struma, Schilddrüsenlappen von der Größe eines Daumengliedes
Stadium 1A	Struma bei aufrechter Kopfhaltung tastbar, aber nicht sichtbar
Stadium 1B	Struma wie 1A und bei maximal dorsalflektiertem Kopf sichtbar
Stadium 2	Struma bei normaler Körperhaltung sichtbar
Stadium 3	Struma aus größerer Entfernung sichtbar, sehr groß

Lösung und Alternativen

Anamnestisch ergeben sich bei der euthyreoten Struma nur lokale Beschwerden: Schluckstörungen, Engegefühl am Hals und klinisch eine Vergrößerung der Schilddrüse. Hinweise auf eine Hypo- oder Hyperthyreose fehlen.

Zur Absicherung und zur Bestätigung der Diagnose erfolgt zunächst eine basale TSH-Bestimmung. Ein Normalwert zeigt eine euthyreote Stoffwechsellage an, die durch eine T3 und T4-Bestimmung ergänzt werden kann. Antikörper gegen die Schilddrüsenperoxidase sind nicht nachweisbar (Ausschluss einer Thyreoiditis). Die Sonografie zeigt eine homogene Struktur.

Literatur

Müller M, Radtke M, Pelz I (1996) Pädiatrie Multimedial dargestellte Kasuistiken (CD). De Gruyter, Berlin

Thoraxdeformitäten, Beurteilung

G.H. Willital

Ziel

Zuordnung der Thoraxdeformität zu dem jeweiligen Thoraxdeformitätentyp (❯ *Abb. 1*, Klassifizierung und Beurteilung der Trichtertiefe), Ausschluss von sekundär pathologischen Veränderungen an Herz, Lunge und Wirbelsäule, Beurteilung des Ausmaßes des seelischen Drucks – ausgelöst durch die Thoraxdeformität, Indikationsstellung zur konservativ-krankengymnastischen Behandlung und Indikation zur Operation.

Problem

In Abhängigkeit von der Trichterbrusttiefe können bei extremen Thoraxdeformitäten, beginnend von über 25 % des normalen anterior-posterior Thoraxdurchmessers sekundäre Veränderungen am Herz (Rechts- und Linksschenkelblock, Überleitungsstörungen, Arrhythmien, negative T-Wellen), an der Lunge (Vitalkapazitätseinschränkungen) und an der Wirbelsäule (Kypho-Skoliosen, Bandscheibenschäden) auftreten. Es ist deshalb zu beurteilen, ob eine Progredienz dieser Veränderungen vorliegt, die vermieden werden sollte.

Lösung und Alternativen

Zur Beurteilung der Thoraxdeformitäten eignen sich sogenannte externe Thoraxvermessungen.
1. Thoraxvermessungen mit einem flexiblen Lineal (❯ *Abb. 2*). Damit lassen sich sogenannte Thoraxquerschnitte genau erstellen und der jeweilige Trichterbrusttyp determinieren.
2. Thoraxvermessungen mit einem Beckenzirkel im Hinblick auf den sternovertebralen Abstand. Eine Normalwertetabelle über den sternovertebralen Abstand wurde an 975 Kindern unterschiedlichen Alters

erstellt. Eine Einsenkung von mehr als 25 % kann zu sekundären Veränderungen an Herz, Lunge und Wirbelsäule führen.

Externe Thoraxvermessungen sind nicht belastend, sind wiederholbar und stellen im Rahmen einer Verlaufsbeobachtung ein objektives Maß der Thoraxform dar. Ergänzende Untersuchungen sind Mediastinalanalysen mit Hilfe des Ultraschalls und der Beurteilung des Durchmessers der Vena cava in Zwerchfellhöhe sowie Lage des Herzens, Lage und Verschlussfähigkeit der Herzklappen und Ausschluss einer Aortendilatation.

Wenn über einen Zeitraum von mehreren Jahren eine Progredienz der Trichterbrust mit sekundärpathologischen Veränderungen und einem ausgeprägten anatomisch-pathologischem Befund (Einsenkung über 25 % der normalen Thoraxtiefe) und / oder ein seelischer Leidensdruck besteht, kann eine operative Korrektur durchgeführt werden.

Mit Hilfe eines flexiblen Lineals, das auf die vordere Thoraxfläche, die seitlichen Thoraxpartien und auf den Rücken aufgelegt wird, können Thoraxdeformität und Thoraxquerschnitt aufgezeichnet werden. Mit Hilfe eines Beckenzirkels kann der sternovertebrale Abstand gemessen und anhand einer Normalwertetabelle die Einsenkung oder die Vorwölbung des Sternums in % errechnet werden. Der Grenzwert von 25 % der normalen Thoraxtiefe stellt die Indikation dar, ein spezielles Trichterbrust-EKG abzuleiten, die Wirbelsäule zu vermessen, die Lungenfunktion zu prüfen und, falls technisch möglich, eine digitale, farbcodierte Videorasterstereographie durchzuführen.

Weiterführende Tipps

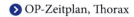
OP-Zeitplan, Thorax

Literatur

Albes JM, Seemann MD, Heinemann MK et al. (2001) Correction of anterior thoracic wall deformities: improved planning by means of 3D-spiral-computed tomography. Thorac Cardiovasc Surg 49:41–44

⬛ Abb. 1

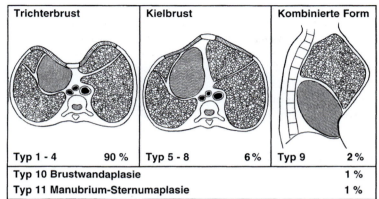

Typ 1	Symmetrisch konfigurierte Trichterbrust bei sonst normal ausgebildetem Thorax	45 %
Typ 2	Asymmetrisch konfigurierte Trichterbrust bei sonst normal ausgebildetem Thorax	15 %
Typ 3	Symmetrisch konfigurierte Trichterbrust bei Platythorax	22 %
Typ 4	Asymmetrisch konfigurierte Trichterbrust bei Platythorax	8 %
Typ 5	Symmetrisch konfigurierte Kielbrust bei sonst normal ausgebildetem Thorax	2 %
Typ 6	Asymmetrisch konfigurierte Kielbrust bei sonst normal ausgebildetem Thorax	1%
Typ 7	Symmetrisch konfigurierte Kielbrust bei Platythorax	2 %
Typ 8	Asymmetrisch konfigurierte Kielbrust bei Platythorax	1%
Typ 9	Kombinationsform von Kielbrust/Trichterbrust	2 %
Typ 10	Brustwandaplasie	1 %
Typ 11	Manubrium – Sternum – Spalte	1 %

Geschlechtsverteilung bei 2926 Patienten mit einer Trichterbrust

Männlich	Weiblich	n
2277	649	2926
3,5	: 1	

Einteilung, Klassifizierung und Häufigkeit von Thoraxfehlbildungen

Abb. 2

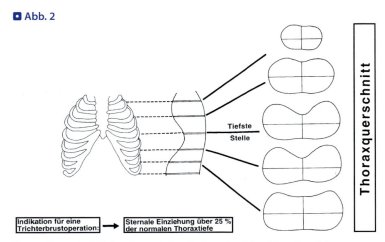

Feststellung der Trichterbrusttiefe mit dem flexiblen Lineal und dem Beckenzirkel

Fonkalsrud EW, Dunn JC, Atkinson JB (2000) Repair of pectus excavatum deformities: 30 years of experience with 375 patients. Ann Surg 231:443–448

Fonkalsrud EW, Beanes S, Hebra A et al. (2002) Comparison of minimally invasive and modified Ravitch pectus excavatum repair. J Pediatr Surg 37:413–417

Haller JA Jr, Loughlin GM (2000) Cardiorespiratory function is significantly improved following corrective surgery for severe pectus excavatum. Proposed treatment guidelines. J Cardiovasc Surg 41:125–130

Jiang X, Hu T, Liu W et al. (2000) Pulmonary function changes following surgical correction for pectus excavatum. Chin Med J 113:206–209

Leutschaft R, Geyer E (1968) Das präoperative Trichterbrust-EKG und seine postoperative Veränderung bei Langzeitbeobachtung. Arch Kreislauff 57:257–272

Ohno K, Nakahira M, Takeuchi S et al. (2001) Indications for surgical treatment of funnel chest by chest radiograph. J Pediatr Surg 17:591–595

Shamberger RC, Welch KJ (1988) Surgical repair of pectus excavatum. J Pediatr Surg 23:615–622

Willital GH, Meier H (1977) Cause of Funnel Chest Recurrences –Operative Treatment and Long-term Results. Prog Ped Surg 10:253

Willital GH, Saxena A (2004) Funnel chest. Poster at the interdisciplinary international congress of new developments –surgery in children, Münster, (available on demand, e-mail: g.willital@web.de)

Willtal GH, Meier CM (2005) Funnel chest. Digital Video Archiv Paediatr Surg Research Center, Greven / Münster (available on demand, e-mail: g.willital@web.de)

Willital GH (2001) Thoracic deformities in childhood: the reason for our technique. Cir Pediatr 14:133–1334

Uringewinnung

T. Hoek

Ziel
Schnelle und zuverlässige Methode zur Uringewinnung innerhalb kurzer Zeit.

Problem
Beim hochfieberhaften Infekt ohne sichtbare katarrhalischen Erscheinungen, bei der sogenannten Sepsisdiagnostik oder bei klinisch eindeutigem Harnwegsinfekt brauchen Sie vor Therapiebeginn eine Urinprobe, entweder per Blasenpunktion oder Katheterisierung gewonnen. Manchmal reicht auch ein Mittelstrahl-Spontanurin.
Die Harnblase des betroffenen Kindes ist jedoch leer, und aufgrund seines reduzierten Allgemeinzustandes trinkt es auch noch schlecht.

Lösung und Alternativen

Geben Sie dem Kind 1 mg/kg/KG Furosemid aus der Injektionsampulle oral. Nach Möglichkeit sollte das Kind jetzt trinken, ein Antipyretikum wird gegeben, um die Perspiratio insensibilis zu reduzieren.

Nach ca 30 min ist die Blase in der Regel gefüllt. Durch leichtes Trommeln mit den Fingerkuppen oder durch das Auflegen eines kalten, feuchten Waschlappens kann die Miktion jetzt ausgelöst werden.

Uringewinnung, Säugling

C. Rosenfeld

Ziel
Uringewinnung bei Versagen der üblichen Methoden.

Problem
Gelegentlich versagen alle Methoden beim Säugling Urin zu gewinnen. Da Katheterisieren und Blasenpunktion nicht gewünscht werden, auch spontanes Auffangen von Urin oder Sammeln in angeklebten Beuteln misslingt, kann man sich mit folgender Weise behelfen, Urin zu gewinnen.

Lösung und Alternativen

Nach Angaben in der Literatur sind die gewöhnlichen Einmalwindeln (Pampers®) steril. Man kann also in verzweifelten Fällen oder auch wenn die Zeit drängt, eine nasse Einmalwindel auswringen und den gewonnen Urin mittels Stix untersuchen. Bakterienkulturen könnten sogar angelegt werden, sollten dann allerdings kritisch betrachtet werden. Falls auf dem Nährboden keine Keime wachsen, kann man davon ausgehen, dass der Urin steril war. Falls Keime wachsen, muss mit regulär gewonnenem Urin eine Kultur angelegt werden, damit Verunreinigungen durch Hautkeime ausgeschlossen sind. Die modernen Einmalwindeln, in denen der Harn durch ein Gel gebunden ist, eignen sich allerdings nicht für diese Art der Uringewinnung.

Weiterführende Tipps

> Uringewinnung

Wachstumsschmerzen

T. Hoek

Ziel
Nicht medikamentöse, leicht zu erlernende und überall durchführbare Therapie und Prävention rezidivierender Wachstumsschmerzen.

Problem
Kinder und Eltern sind geplagt von den nächtlich auftretenden, oft ganz erhebliche Ausmaße annehmenden Wachstumsschmerzen des Kindes- und Jugendalters. Aufgrund der Häufigkeit der Beschwerden ist eine medikamentöse Therapie nach Möglichkeit zu vermeiden und als „ultima ratio" zu betrachten.

Lösung und Alternativen

In einer randomisierten Studie hatte ein Stretchprogramm morgens und abends durchschlagenden Erfolg (❯ *Abb. 1*). Die Kinder waren nach 3 Monaten nahezu komplett beschwerdefrei.

Literatur

Baxter MP, Dulberg C (1988) "Growing Pains" in childhood –a proposal for treatment. J Pediatr Orthoped 8:402–406

Zernikow B (2002) Chronische und rezidivierende Schmerzen jenseits des Neugeborenenalters. Pädiat Prax 60:409–420

◘ Abb. 1

Oberschenkelstrecker

Kind in Bauchlage;
die Ferse bis zum Gesäß beugen
und halten

Um zu dehnen,
den Oberschenkel vom Tisch
abheben

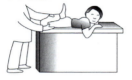
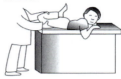

Wadenmuskulatur

Kind in Bauchlage;
Knie 90° beugen

Um zu dehnen,
die Fußsohle nach unten
drücken

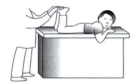
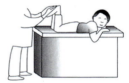

Kind in Rückenlage;
Knie gestreckt halten

Den Fuß Richtung Körper
halten

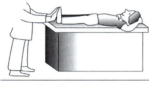
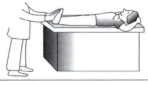

Oberschenkelbeuger

Kind in Rückenlage,
Bein an der Ferse hochheben,
Knie gestreckt halten.
Um zu dehnen, im Hüftgelenk
beugen

Anmerkung:
Jede Dehnposition 15–20 Sekunden
halten;
jede Dehnungsübung 10–20-mal
wiederholen;
Beinwechsel durchführen

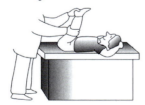

Stretchprogramm nach Baxter

Warzenentfernung, konservativ

T. Hoek

Ziel
Einfache, nicht medikamentöse und nicht invasive, schmerzlose Methode zur Entfernung von Verrucae vulgares.

Problem
Verrucae vulgares, meist an Händen und Füßen lokalisiert, stellen häufig ein ernst zu nehmendes ästhetisches Problem dar, gleichzeitig ist die Bereitschaft zur chirurgischen Entfernung nicht sehr groß, fast immer wird zunächst nach einer konservativen Alternative gefragt.

Lösung und Alternativen

In einer Studie an 61 Patienten (arznei-telegramm) wurde die Therapie mit gewöhnlichem Allzweckklebeband („Duck Tape") mit der Kryotherapie verglichen. Die Warzen wurden jeweils 6 Tage lang mit genau zugeschnittenem Klebeband abgeklebt. Dann wurde die Warze angefeuchtet und untergegangenes Gewebe mit einem Bimsstein oder einer Nagelfeile entfernt. Am Folgetag wurde ein neues angepasstes Gewebeband aufgeklebt und dieser Wechsel bis zum Verschwinden der Warzen bzw. maximal 2 Monate lang beibehalten.

Im Vergleich zur Kryotherapie-Gruppe ergab sich ein signifikanter und klinisch relevanter Unterschied.

Fazit: Man kann es auf jeden Fall einmal versuchen, bevor man zu invasiveren Maßnahmen greift!

Literatur

Arznei-Telegramm (2002) Jg 33, Nr. 11
Focht III DR et al (2002) Arch Pediatr Adolesc Med 156:971–974

Wasserstoffsuperoxyd, therapeutische Kontraindikation

G.H. Willital

Ziel
Reinigung / Desinfektion von infizierten offenen Wunden; Vermischung mit Methylenblau zur Darstellung von Fistelgängen (z. B. Hals, Nabel, Enddarm).

Problem
Die Anwendung von Wasserstoffsuperoxyd bei Wunden und Fisteln kann zu Gefäßthrombosen und irreversiblen Durchblutungsstörungen, z. B. an Extremitäten, führen.

Lösung und Alternativen

Die Wundreinigung soll immer mit physiologischer, steriler Kochsalzlösung erfolgen. Bei infizierten oder offenen Wunden: osmotische Wundreinigung durch Applikation von 3 % NaCl-Lösung, 3 × innerhalb von 24 h über applizierte Kompressen. Es kommt dabei aufgrund des Konzentrationsgefälles von isotoner Gewebskonzentration und hypertoner NaCl-Konzentration im Verband zu einer osmotisch bedingten Ausströmung von Gewebsflüssigkeit mit Bakterien und Detritus aus dem Gewebebereich in den Verband mit hypertoner Flüssigkeit (osmotische Selbstreinigung der Wunde).

Bei Fistelgangdarstellung (Halsfisteln, Urachus, Anal/Rektumfisteln) eignet sich verdünnte Methylenblaulösung (1 : 3 – 1 : 4) mit physiologischer Kochsalzlösung zur Gangdarstellung.

Wasserstoffsuperoxyd kann durch die hoch oxidativen Reaktionen im Gefäß (Gefäßwandverengungen) und auf korpuskuläre Elemente (Erythrozyten-Aggregationen) zu einem akuten Verschluss von Gefäßen und damit zusammenhängenden Durchblutungsstörungen führen. Es sind komplette

Gefäßverschlüsse der Arteria femoralis und Arteria poplitea z. B. bei Anwendung im Umbilikalbereich bei nässendem Nabel und bei Gangdarstellung mit Wasserstoffsuperoxyd und Kochsalz bekannt.

Weiterführende Tipps

◉ Fremdkörperentfernung, Haut; ◉ Wundheilungsstörung

Literatur

Hirner A, Weise K (2004) Chirurgie –Schnitt für Schnitt. Thieme Verlag, Stuttgart

Koslowski L, Bushe KA, Junginger T et al. (1999) Die Chirurgie. Schattauer Stuttgart, New York

Schumpelick V, Bleese NM, Mommsen U (2000) Chirurgie. Enke im Thieme Verlag, Stuttgart, New York

Willital GH, Lehmann RR (2004) Chirurgie im Kindesalter. Rothacker Verlag

Willital GH, Holzgreve A (2005) Definitive Chirurgische Erstversorgung, Walter de Gruyter Verlag, Berlin, 6. Aufl

Wundheilungsstörung

G.H. Willital

Ziel
Vermeidung von Wundheilungsstörungen, Vorgehen bei eingetretener Wundheilungsstörung.

Problem
Die Wundheilung hängt davon ab,
- ob die Wunde primär infiziert ist, z. B. bei Biss-, Stich- oder Schnittverletzungen, Schürfwunden, offenen Frakturen oder
- ob im infizierten Bereich operiert werden musste, z. B. bei Abszessen, Phlegmonen, Darmperforationen, Peritonitis.

Wundheilungsstörungen können entstehen, wenn
- Eiweißstoffwechselstörungen, Immunglobulinmangel (Abwehrschwäche), Faktor XIII-Mangel oder Störungen des Blutbildes vorhanden sind oder eine Sepsis vorliegt,
- postoperativ im Wundbereich Hämatome oder Serome entstehen oder subkutane Wundtaschen durch fehlende Fixation des Unterhautzellgewebes untereinander vorhanden sind und sich dann sekundär infizieren oder
- durch eine Wundruptur, wenn das Nahtmaterial zu früh entfernt wird, die Wunde unter starker Spannung steht oder durch Verwendung von zu dünnem bzw. zu dickem Nahtmaterial und wenn die Knoten zu locker gelegt wurden.

Lösung und Alternativen

Die Wundheilung bei offenen Wunden wird durch eine sogenannte osmotisch wirksame hypertone Kochsalzlösung (3 %ige NaCl-Lösung) erreicht. Hierzu werden am Tag und in der Nacht mehrmals Kompressen, die mit

3 %iger NaCl-Lösung getränkt sind, auf die Wunde aufgetragen. Durch das osmotische Gefälle zwischen Wunde und aufgelegter, getränkter Kompresse und die damit zusammenhängende osmotische Differenz werden Eiter, Bakterien und Detritus aus der Wunde in die hypertone kochsalzgetränkte Kompresse gesaugt und es kommt nach 4 – 5 Tagen zu einer kompletten Wundreinigung. Entweder lässt man dann die Wunde „sekundär" heilen oder man führt einen Wundverschluss mit Hilfe einer sekundären Wundnaht durch.

Nahtmaterial soll in der Regel zwischen dem 7. und 9. Tag entfernt werden. Nahtmaterial im Gesicht kann bereits nach 2 – 4 Tagen entfernt werden. Die Readaptation der Wundränder kann nach Entfernung des Nahtmaterials durch sogenannte Steristrips für eine weitere Woche gesichert werden, um eine sekundäre Wunddehiszenz oder breite Narben zu vermeiden. Nach 14 Tagen soll das Nahtmaterial dann entfernt werden, wenn die Wundränder bei der Naht unter starker Spannung stehen. Liegen Stoffwechselstörungen vor (z. B. Eiweißmangel), so ist eine entsprechende orale oder parenterale Substitution indiziert.

Weiterführende Tipps

❯ Schnittwunden, Extremitäten; ❯ Schnittwunden, Gesicht

Literatur

Bauch J, Halsband H, Hempel K et al. (1998) Manual Ambulante Chirurgie I / II. Gustav Fischer Verlag Ulm, Stuttgart, Jena, Lübeck

Henne-Bruns D, Düring M, Kremer B (2001) Chirurgie, Thieme Verlag, Stuttgart

Hirner A, Weise K (2004) Chirurgie –Schnitt für Schnitt. Thieme Verlag, Stuttgart

Schumpelick V, Bleese NM, Mommsen U (2000) Chirurgie. Enke im Thieme Verlag, Stuttgart, New York

Willital GH, Lehmann RR (2004) Chirurgie im Kindesalter. Rothacker Verlag

Bildnachweis

Tipp	Abbildungen	Autor
Analatresie, Teilinkontinenz nach Operation	1, 2	Willital (2005) eigene Abbildungen
Analstenose	1	Willital (2005) eigene Abbildung
Bauchtrauma, stumpfes, Pankreasverletzung	1	Willital (2005) eigene Abbildung
Blutentnahme	1, 2	Rosenfeld (2005) eigene Abbildungen
Claviculafraktur	1	Willital (2005) eigene Abbildung
Enuresis nocturna, primäre	1	Rosenfeld (2005) eigene Abbildung
Erbrechen, rezidivierendes, Bauchschmerzen, rezidivierende, Subileus rezidivierender nach Laparotomie / Laparoskopie	1, 2, 3	Willital (2005) eigene Abbildungen
Fremdkörper, aspirierte	1	Willital (2005) eigene Abbildung
Fremdkörperentfernung, Haut	1, 2, 3	Rosenfeld (2005) eigene Abbildungen
Halsfistel, laterale	1	Willital (2005) eigene Abbildung
Hämangiome	1, 2, 3, 4	Willital (2005) eigene Abbildungen
Hämorrhoiden	1	Willital (2005) eigene Abbildung
Hüftsonografie, Lagerung	1, 2	Rosenfeld (2005) eigene Abbildung
Hüftsonografie, Ruhigstellung	1	Hoek (2005) eigene Abbildung
Hodentorsion	1, 2	Willital(2005) eigene Abbildungen
Invagination	1, 2, 3	Willital (2005) eigene Abbildungen
Kontinenztampons	1	Willital (2005) eigene Abbildung
Kopflausbefall	1	Rosenfeld (2005) eigene Abbildung

Lagerung, Säuglinge	1, 2	Rosenfeld (2005) eigene Abbildungen
Leistenbruch, eingeklemmter	1, 2, 3, 4	Willital (2005) eigene Abbildungen
Mikroaspirationen bei gastroösophagealem Reflux	1	Willital (2005) eigene Abbildung
Nabel, nässender	1, 2	Willital (2005) eigene Abbildungen
Nabelgefäßkatheterisierung	1, 2, 3	Töllner U (1998/1999) Nabelgefäßkatheterisierung, eine einfache und erfolgreiche Methode. Pädiat Prax 55:593–597, © Hans Marseille Verlag, München
Nägelschneiden, Kleinkinder	1	Rosenfeld (2005) eigene Abbildung
Narben	1	Willital (2005) eigene Abbildung
Neugeborene, 5-Minutenuntersuchung post partum im Kreißsaal	1, 2	Willital (2005) eigene Abbildungen
Obstipation und Diarrhoe	1, 2	Willital (2005) eigene Abbildungen
Ohrenschmerzen	1	Hoek T, Suda D (2002) Sichere Hausmittel für mein Kind, 2. Aufl. Springer-Verlag, Berlin, Heidelberg, New York
	2	Hoek T, Suda D (1998) Sichere Hausmittel für das kranke Kind, Springer-Verlag, Berlin, Heidelberg, New York
Perianalabszess	1, 2	Willital (2005) eigene Abbildungen
Perianalekzem und Vulvitis	1	Hahn H, Falke D, Kaufmann SHE, Ullmann U (2001) Medizinische Mikrobiologie und Infektiologie, 4. Aufl. Springer-Verlag. Berlin, Heidelberg, New York
Radiusköpfchenluxation	1	Willital (2005) eigene Abbildung
Rektoskop, Alternative	1	Rosenfeld (2005) eigene Abbildung
Schädeldeformität	1, 2	Blecher JC, Howaldt H-P (1998) Behandlung nicht-synostotischer, kindlicher Schädeldeformitäten mit dynamischen Kopforthesen. Mund-Kiefer-Gesichtschirurgie, Suppl 2: S 81 – S 85, Springer-Verlag, Berlin, Heidelberg, New York

Schiefhals	1, 2	Willital (2005) eigene Abbildungen
Schnittwunden, Extremitäten	1	Willital (2005) eigene Abbildung
Schulreifetest	1	Rosenfeld (2005) eigene Abbildung
Stillen	1	Rosenfeld (2005) eigene Abbildung
Thoraxdeformitäten, Beurteilung	1	Willital (2005) eigene Abbildung
Wachstumsschmerzen	1	Zernikow B (2002) Chronische und rezidivierende Schmerzen jenseits des Neugeborenenalters. Pädiat Prax 60:409–420, © Hans Marseille Verlag, München

Stichwortverzeichnis

A

Abbau 11
Abdomen
    akutes 120
Achromasie 1
Adhäsionsileus 55
Analabszess 209
Analatresie 2, 7, 173
Analfissur 28, 226
Analfistel 209
Analphlegmone 209
Analpolyp 28
Analprolaps 100
Analrhagade 226
Analstenose 7, 125
Angst des Kindes 11
Appendizitis 17
Arztphobie 15
Aspirationspneumonien 152
Atemnotzustand 64
Atresien
    gastrointestinale 173

B

Batterien
    verschluckte 69
Bauchpalpation 17
Bauchschmerzen 18, 55
    kolikartige 179
Bauchtrauma
    stumpfes 18, 230
Behandlung
    konservative 228
Beruhigungsstrategien 113
Bevorzugung einer Seite beim Schlafen 134
Bewusstseinsverlust
    unklarer 131
Bissverletzungen 21

Blasenfistel
    umbilikale 157
Blasenpunktion 264
Blinddarmentzündung 17
Blutabnahme 24
Blutschwämmchen 88
Blutstillen 53
Blutung
    intrazerebrale 144
    rektale 28
Blut im Stuhl 226
Bridenileus 55
Bronchitis 152

C

Caput obstipum 233
Cerumen 76
Chassaignac-Subluxation 222
Claviculafraktur 31
Competing-Response-Training 164

D

Darmverschluss 120
Daumen
    akzessorischer 103
Dermatitis
    atopische 40
Diagnostik 129
    rationelle 257
Diarrhoe 179
Differenzialdiagnostik 227
Durchfall 179
    rezidivierender 37
Dysphagie 152
Dyspnoe
    akute 64

E

Ehrlichkeit 15
Einschlafstörung 38
Einschulung
  vorzeitige 249
Ekzem
  nässendes 40
Elektrolytlösung
  Applikation 41
  Ersatz 43
  kommerzielle 43
Eltern-Kind-Interaktion 44
Elterninstruktion 44, 59
Enddarm 100
  Funktionsstörungen 184
Entwicklungsalter
  Test für die Praxis 145
  Überblickstest, kurzer 145
Entwicklungsstörung
  Test für die Praxis 249
Enuresis
  Wecker 48
Enuresis diurna 47
Enuresis nocturna
  primäre 48
Epistaxis 53
Erbrechen 55
Erkrankungen
  kinderchirurgische 191, 199
Essstörung 59

F

Fahrradlenkerverletzung 18
Faktor XIII-Mangel 170
Farbenblindheit 1
Farbsinnschwäche 1
Fehlbildung
  anorektale 2, 7, 125
Fehlbildungen
  angeborene 191, 199
Fehler
  vermeidbare 254
Feuermal 88
Fibromatosis colli 233

Fibrose
  zystische 251
Finger 73
  Infektion 204
  sechster akzessorischer 103
Fingerabszess 204
Fingerphlegmone 204
Fistelgangdarstellungen 270
Frakturen 61, 222
Frakturheilung 61
Fremdkörper
  Nase 67
  Ohr 76
  verschluckte 69
Fremdkörperaspiration 64
Fremdkörperextraktion 67
Fremdkörperingestion 72
Fremdkörper der Haut 73
Fruchtsaft 37
Fruktosemalabsorption 37
Furosemid 264

G

Gastroenteritis 41
Gastroskopie 69
Guthrie-Screening 78

H

H_2O_2-Wundreinigung 270
Habit-Reversal-Technik 164
Halsfistel 79
Halsschwellung 79
Halszysten
  mediane 84
Hämangiom 88
Hämatom
  subungales 98
Hämaturie
  vermeintliche 99
Hämorrhoidalvenen 100
Hämorrhoiden 28
Hausmittel 38, 40, 188
Hautnaht 242
Hautpigmentierungen 146

Heilung per primam intentionem 170
Heilung per secundam intentionem 272
Hexadaktylie 103
Hilfen
　geeignete 24
Hodennekrose 105
Hodentorsion 105
Hormon
　antidiuretisches 48
Hüftsonografie
　Lagerung 113
　Lagerung zwischen Sandsäcken 110
　Ruhigstellung 110, 113
Hydatidentorsion 105
Hydrozele 136
Hyposensibilisierung
　Verhalten bei Zwischenfällen 116
　Vermeidung der Verwechslung von Lösungen 115

I
Ileus 120
Impfreaktionen
　echte 118
　vermeintliche 118
Impfungen 118
Influx
　vaginaler 47
Infusion
　intraossäre 117
Inguinalhernie 136
Injektionen 118
Inkontinenz 2, 125, 184, 238
Intubation
　schwierige 119
Intussusception 120

J
Juckreiz
　nächtlicher 36

K
Kälteagglutinine 156
Keimreservoir 256

Kielbrust 259
Kindergarten 129
Klebeband 268
Konsolidationszeit 61
Kontinenz 184
Kontinenztampons 125
Kopflausbefall 129
Kopforthese 228
Kragenknopfpanaritium 204
Krampfanfall 131

L
Labiensynechie 132
Lagerungshilfe 134
Leistenbruch 136
Liquor
　blutiger 144
Liquorpleozytose 144
Luxationen 222

M
Magensonde 119
Malabsorptionssyndrom 37
Malformationen
　vaskuläre 88
Malignes Melanom 146
Materialasservation 227
Meckel'sches Divertikel 28
Meningismus 151
Meningitis 151
Meningomyelozelen 125
Metallsuchgerät 72
Mikroaspirationen 152
Mukoviszidose 251
Mykoplasmenpneumonie 156

N
Nabel
　nässender 157
Nabelgefäßkatheterisierung
　alternative Technik 161
Nachbehandlung 216
Naevi 146
Nägelkauen 164

Nägelschneiden 166
Nagelschnitt 168
Nageltrepanation 98
Nahtdehiszenz 272
Narben
   Keloide 170
Nasentropfen 53
Nasse-Socken-Einschlafhilfe 38
Neugeborenenscreening 78
Neugeborenes 168
Neurodermitis 36, 40

O

Obstipation 7, 184
   chronische 179
Ohrenschmerzen 188
Ohrspülung 76
OP-Indikationen 191, 199
OP-Zeitplan 191, 199
OP-Zeitpunkt 191, 199
Ösophagusatresie 173
Ösophagusskopie 69
Otorrhoe 207
Oxyuren 214

P

Pankreasruptur 18
Pankreaszyste
   posttraumatische 18
Paukendrainage 207
Paukenröhrchen
   Schwimmen 207
Perianalekzem 214
Peritonitis 17
Phimose 216
Phlegmone 21
Plagiocephalus 228
Plantarwarzen
   Entfernung 220
Pneumonie 156
Polidaktylie 103
Porus neuentericus 218
pp-Heilung (Heilung per primam intentionem) 170, 272
Prellmarke
   Bauchdecke 18
Prozessus vaginalis
   offener 136
ps-Heilung (Heilung per secundam intentionem) 170, 272
Pseudarthrose 61

R

Reanimation 117, 119
Refluxerkrankung
Refrakturen 61
Rehydratation
   orale 41
Rektoskopie 226
Reserve
   diagnostische 227
Rot-Grün-Schwäche 1
Rote Beete 99

S

Salbenbehandlung 132
Sauberkeitsentwicklung 48
Saugreflex 254
Schädeldeformität
   nicht-synostotisch 228
Schiefhals 233
Schlafanzug
   feuchter 36
Schließmuskeltraining 238
   passives 125
Schließmuskulatur 125
Schnittverletzungen 242
Schnittwunden 245
Schulangst 248
Schule 129
Schulkindergarten 249
Schulreife 249
Schulunfall 31
Schulverweigerung 248
Schweißtest 251
Schwellungen
   Hals 84
Sekundärheilung 272

Stichwortverzeichnis

Sinus dermalis 218
Skrotum
    akutes 105
Sportunfall 31
Spritzenangst 252
Spritzenphobie 252
Steißbeinfistel 218
Steißbeinzyste 218
Steristrips 245
Stillen
    erstes Anlegen 254
Stoffwechseltest 78
Streptokokken-A-Infektion 214
Streptokokkeninfektion
    rezidivierende 256
Stretchprogramm 266
Struma
    blande 257
    euthyreote 257
    juvenile 257
Sturz 31
Stürze
    Schädelverletzungen 230
Subileus 55
Synkope 131

T

Teekompressen 40
Teilkontinenz 125
Thoraxdeformitäten 259
Thoraxtrauma
    stumpfes 31, 230
Thrombosen 100
Torticollis 233
Trennungsangst 248
Trichterbrust 259

U

Überprotektion 44
Unfälle
    Kindesalter 230
Urachusfistel 157
Urachuszyste 157
Uratkristalle 99

Uringewinnung
    in schwierigen Fällen 265
    Säugling 265
Ursachen 11

V

vanishing testis 105
Venen
    Suche 24
Venenektasien 100
Verbände
    feuchte 36
Vertrauensbildung 15
Vorhauterweiterungsplastik 216
Vulvitis 214

W

Wachstumsschmerzen 266
Warzenentfernung
    konservativ 268
Wasserstoffsuperoxyd 270
Watte 53
Weichteilverletzungen 242, 245
Wunden
    infizierte 21
Wundheilung 242
Wundheilungsstörungen 170
Wundinfektion 272
Wundklebung 245
Wundruptur 170, 272

Z

Zahnbürste 256
Ziegelmehl 99
Zircumzision 216
Zwiebelpackung 188

Druck- und Bindearbeiten: Stürtz GmbH, Würzburg